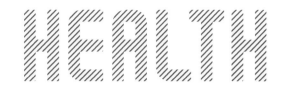

ヘルスリテラシー

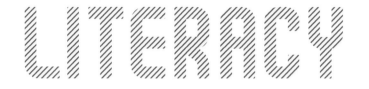

健康教育の新しいキーワード

福田洋・江口泰正

編著

大修館書店

本書の発刊にあたって

　近年，ヘルスリテラシーに関する研究は世界で幾何級数的に広がってきている。その注目度に関しては本文内に記述されているが，日本に限って見てみると，「ヘルスリテラシー」という言葉は聞いたことがあっても，例えば「日本は識字率が高いし，関係ない」「ヘルスリテラシーに着目しなくても，これまでの健康づくりで十分事足りている」などという思い込みもあって，なかなか広がりが見られなかった。私自身も，以前は「メディアから流されてくる健康情報の冷静な選別能力」という程度の認識しかもち合わせていなかった。しかし，本書の執筆者でもある中山和弘先生，杉森裕樹先生，石川ひろの先生，そして福田洋先生の講演などを拝聴したり，議論を展開したりする中でより深く知ることとなり，さらには先行文献を当たるうちに世界での広がりを知り，これは今後重要になってくるキーワードだと感じるようになった。本来，健康教育を専門領域の1つとする私にとっては，「ヘルスリテラシーを向上させるにはどうしたらよいのか」という課題は重要であり，その対応法を理解するためのさらなる知見を得ていく中で少しずつ理解を深めていくことができた。しかしながら，よくよく考えてみると，日本に「ヘルスリテラシー」についての本格的な専門書がないことに気づいた。そのうち誰かが書いてくれるだろうと期待したりしたが，大修館書店の笠倉典和氏との出会いをきっかけに，自分たちが仲介役をすることで，国内で活躍していらっしゃる複数の「ヘルスリテラシー」の専門家の皆様に執筆してもらってはどうか，という思いが沸き立ち，福田洋先生とともにその実現に向けた話が進み始めた。そして，構想から約2年の歳月を経てようやくここに完成できたことは感慨深い限りである。

　不肖私が編者の1人となっているが，まったくの力不足であり，調整役でしかないことは私自身が一番理解している。他の素晴らしい先生方の執筆内容を是非，お読みいただき，ヘルスリテラシーについて理解を深めて下されば幸甚である。

　さて，本書は「ヘルスリテラシー」とその向上のための「健康教育」について，前半は理論的な内容を中心に，また後半は実践的な内容を中心に構成した。まず第1章では，中山和弘先生から「ヘルスリテラシーとは何か」というテーマで，基本を押さえていただいた。中山先生はヘルスリテラシー研究に関しての，日本における先駆者のお1人と言える。その中山先生に第1章を執筆いただけたことは，とても心強いことである。次に，第2章では杉森裕樹先生を筆頭にヘルスリテラシーの歴史について，膨大な量の文献をもとに，しっかりと掘り下げた解説をいただいた。この章でヘルスリテラシー研究の変遷が明確に把握でき，後の章の理解がしやすくなることと思う。第3章では，石川ひろの先生が，ヘルスリテラシーの評価法について，とてもわかりやすく様々な尺度についてご紹介下さった。評価なくして教育は成り立たない。この点で，この章は重要なポイントとして位置づけられる。

　以上の3つの章により，基礎的な理論の土台を確保できたところで，第4章では，ヘルスリテラシーをどのように向上させるのか，について触れている。健康教育の手

法については，非常に複雑で多岐にわたっており，ここでそれらを網羅することは不可能であった。健康教育に関しては他の専門書も多く，具体的な手法はそれらを参照していただくこととし，ここでは最も基本的な考え方の一例を紹介するのみにとどめた。第5章では，ヘルスリテラシーと関連の深い，情報の伝達とリーダビリティを中心に，発信側が注意すべき点について，酒井由紀子先生にわかりやすく解説いただいた。

そして第6章から第9章は，学校，職場，地域，臨床のそれぞれの現場における取り組みについて，具体的に紹介いただいている。実際には，まだヘルスリテラシーの概念は現場に浸透しているわけではないため，その具体例を提示することは困難と言えるが，5名の先生方が，これまでの取り組みをヘルスリテラシーの概念に当てはめる形で，ヘルスリテラシーの概念を導入した場合の取り組みのあり方についてまとめて下さっている。第6章の前半は，学校での保健教育における今後の取り組みとそのあり方について，渡邉正樹先生を筆頭に中学校での取り組みを例にわかりやすく解説下さった。今，学校における健康教育はその重要性を増してきており，そのポイントが具体的に把握できる。そして後半では，中谷淳子先生が大学の専門教育（看護基礎教育）における健康教育への取り組みについて，これまでの実践例を中心に解説して下さっている。次に，第7章では福田洋先生が，職場での労働者への健康教育について，ヘルスリテラシーを意識した具体例を紹介下さっている。第8章では，福岡県の古賀市における健康教育について，本書では唯一大学関係者ではない，自治体の保健師である吉田直美先生に頑張って解説いただいた。地域での熱心な取り組みから，今後のヘルスリテラシーとのつながりが理解できるのではないかと思われる。そして，第9章では，医療機関でのヘルスリテラシーの概念を活用した取り組みについて，阪本直人先生に解説いただいた。医療者から利用者へのわかりやすい情報伝達法や注意点が記載されている。

本書は，ヘルスリテラシーについてもっと知りたい人や，これから健康教育にかかわろうとしている人，またこれからヘルスリテラシーの概念を活用したい人にとってきっと役に立つ内容になっていると確信する。一方で，ヘルスリテラシーの概念やその活用法については，未だ十分に確立しているとは言えず，常に発展を続けている状態とも言える。本書の中でも，それぞれの執筆者の捉え方が多少違う面があるが，未だ発展途中にある，ということで異論併記のままとしていることをお許しいただき，是非，読者の皆様も将来への議論に加わっていただければ幸甚である。今後，世界中でヘルスリテラシーの研究が進み，さらなる内容の発展が図られることで，健康教育が充実し，人々のヘルスリテラシーをより向上させていくことができるようになっていくことを心から願い，巻頭言とさせていただく。

最後に，本書の制作に当たり，大変お忙しい中，ご執筆を賜った皆様に厚く御礼申し上げる。多くの方々のご尽力により本書が完成に至ったことを心より感謝申し上げたい。

2016年4月
執筆者を代表して　江口泰正

Contents

本書の発刊にあたって ——————————————————————— iii

第1章 ヘルスリテラシーとは ……（中山和弘）…………… 1

1 リテラシーが示す内容の広がり ——————————————————— 2
　1　リテラシーとは　2／2　情報化時代に必要なリテラシー　2／3　リテラシーの3つのレベル：エンパワーメントと批判的リテラシー　3／4　ヘルスリテラシーへの注目　4

2 ヘルスリテラシーの定義 —————————————————————— 4
　1　ヘルスリテラシーとは何か　4／2　ヘルスリテラシーが求められる多様な場面　5

3 ヘルスケアにおけるヘルスリテラシー ————————————————— 6
　1　ヘルスケアの現場でのヘルスリテラシーに配慮したコミュニケーション　6／2　ヘルスリテラシーのある組織の特徴　8

4 健康教育とヘルスプロモーションにおけるヘルスリテラシー ———————— 9
　1　ヘルスリテラシーの背景にある健康教育とヘルスプロモーションの理論　9／2　ヘルスプロモーションのアウトカムとしてのヘルスリテラシー　10／3　ヘルスリテラシーの3つのレベル　11／4　批判的ヘルスリテラシーと健康の社会的決定要因　13

5 「ヘルスリテラシーのある社会」に必要な能力 —————————————— 13
　1　多様な次元のヘルスリテラシー　13／2　パブリックヘルスリテラシー　14／3　ソーシャルキャピタルとしてのヘルスリテラシー　15

6 ヘルスリテラシーの測定と要因，健康との関連 ————————————— 16
　1　ヘルスリテラシーの測定　16／2　ヘルスリテラシーを形成している3つの要因　17／3　ヘルスリテラシーが「不十分」であることがもたらす健康への影響　17

7 世界におけるヘルスリテラシーへの取り組み —————————————— 18
　1　米国での取り組み　18／2　カナダのインターセクトラルアプローチ　19／3　WHOによる取り組み　20

第2章 ヘルスリテラシーの歴史と広がり ……（杉森裕樹）………… 23

1 ヘルスリテラシー研究が誕生するまで ————————————————— 24
　1　ヘルスリテラシー研究の黎明期（1950～1990年代初頭）　24／2　ヘルスリテラシー研究の誕生（1990年代）　25

2 ヘルスリテラシー研究の発展と概念の拡張 ——————————————— 26
　1　ヘルスリテラシー研究の発展（2000年代）　26／2　ヘルスリテラシー概念の成長（2000年代）　27

3 ヘルスリテラシー研究の現在 ———————————————————— 29
　1　国際的な研究の広がりと包括的なヘルスリテラシー概念の構築（2010年代）　29／2　ヘルスリテラシー研究に残された課題　31

4 ヘルスリテラシー研究の今後に向けて ——————— 32
　1 ヘルスリテラシーの適用範囲の広がり　32／**2**　わが国のヘルスリテラシー研究の広がりに関する一考　36

第3章　ヘルスリテラシーの評価法 ……（石川ひろの）…………… 43

1 ヘルスリテラシーの評価の視点 ——————————— 44
　1　概念の定義から測定へ　44／**2**　「何を」評価するのか　44／**3**　「何のために」評価するのか　45／**4**　「どのように」評価するのか　45
2 客観的評価ツール ———————————————— 46
　1　Newest Vital Sign日本語版（NVS-J）　46／**2**　Lipkusらのヘルスニュメラシー尺度日本語版（Lipkus-J）　47／**3**　日本人用Functional Health Literacyテスト（JFHLT）　47
3 自己報告式の評価ツール —————————————— 48
　1　ヘルスリテラシー・スクリーニング項目　48／**2**　Functional, Communicative and Critical Health Literacy（FCCHL）尺度　48
4 主に一般市民を対象とした評価ツール：臨床から公衆衛生へ —— 50
　1　Communicative and Critical Health Literacy尺度（CCHL）　50／**2**　14-item Health Literacy Scale（HLS-14）　51／**3**　eHealth Literacy Scale（eHEALS）日本語版　52
5 国際比較へ向けた評価と今後の展望 —————————— 52
　1　HLS-EU-Q47日本語版　52／**2**　ヘルスリテラシーの評価に関する展望と意義　54

第4章　ヘルスリテラシーと健康教育 ……（江口泰正）…………… 57

1「ヘルスリテラシー」をキーワードに進める健康教育 ———— 58
　1　実践に活かすために　58／**2**　日本におけるヘルスリテラシーの捉え方　59
2「健康」と「教育」の意味の再確認 ——————————— 60
　1　「健康」の先にあるものは　60／**2**　「教育」の先にあるものは　61
3 ヘルスリテラシーの向上のために ——————————— 62
　1　理論をどう活用するか：エビデンスとナラティブ　62／**2**　ヘルスリテラシーを高める教育手法　63
4 健康教育における様々な支援法 ———————————— 64
　1　ヘルスリテラシーとモチベーション　64／**2**　モチベーションを高める支援法　67

第5章　ヘルスリテラシーと情報 ……（酒井由紀子）…………… 71

1 ヘルスリテラシーと情報のかかわり —————————— 72
　1　ヘルスリテラシーにおける情報の位置づけ　72／**2**　情報リテラシー　72／**3**　メディアリテラシー　72
2 ヘルスリテラシー問題の情報側からの解決アプローチ ——— 74
　1　ヘルスリテラシー問題の解決アプローチ　74／**2**　機能的ヘルスリテラシー補完の

必要性 75／**3** 記録された情報としての文書への着目 75

3 英語のリーダビリティおよび関連研究とヘルスリテラシー問題への応用 ── 76
　　1 リーダビリティとは 76／**2** 英語のリーダビリティ研究 77／**3** ヘルスリテラシー問題への応用 77／**4** 英語の医学用語の語彙研究 78

4 日本語のリーダビリティおよび関連研究 ── 79
　　1 日本語のリーダビリティ研究 79／**2** ヘルスリテラシーにかかわる関連研究 80／**3** 日本語の医学用語の語彙研究 80

5 日本語における情報の適正化の実際と今後の展望 ── 81
　　1 目安としてのリーダビリティ測定ツールの利用 81／**2** 語彙の工夫 82／**3** 学際的研究の重要性 83

第6章　学校におけるヘルスリテラシーに着目した取り組み （渡邉正樹, 中谷淳子）… 87

1 学校教育でのヘルスリテラシーの捉え方 ── 88
　　1 学校教育とヘルスリテラシー 88／**2** 「21世紀型能力」とヘルスリテラシー 89

2 学校健康教育におけるヘルスリテラシーの位置づけ ── 90
　　1 米国の学校健康教育における取り組み 90／**2** 日本の保健教育における現状 92

3 ヘルスリテラシーを育成する学校健康教育の実践 ── 93
　　1 ヘルスリテラシーの育成に効果的な学習活動とは 93／**2** 中学校保健体育科保健分野におけるヘルスリテラシーの授業実践例 94

4 大学の専門教育（看護基礎教育）における取り組み ── 98
　　1 看護基礎教育におけるヘルスリテラシー育成の必要性 98／**2** 健康教育実践者に必要な知識や技術 98／**3** 健康教育実践者を育成するための教育内容と学生のヘルスリテラシー育成 100

5 看護学科2年次におけるヘルスリテラシー育成の教育実践例 ── 101
　　1 演習の内容 101／**2** 演習からの学びとヘルスリテラシーの育成 106／**3** 看護基礎教育におけるヘルスリテラシー育成の今後の展開 106

第7章　職場におけるヘルスリテラシーに着目した取り組み （福田洋）…… 109

1 はじめに ── 110

2 職場でヘルスリテラシーが注目される理由 ── 110
　　1 Workplace Health Promotion（WHP）のアウトカムとしてのヘルスリテラシー 110／**2** 日本における職場の健康づくりとヘルスリテラシー 111／**3** 職場の健康格差への処方箋としてのヘルスリテラシー 113

3 職場でのヘルスリテラシー活用に向けた学びの蓄積 ── 114
　　1 関連学会・研究会での学習の軌跡 114／**2** Don Nutbeam氏の訪問から学んだこと 116

4 職場でヘルスリテラシーを活用するために ── 118
　　1 職場でヘルスリテラシーを活かす戦略 118／**2** ヘルスリテラシーを従業員はどう

　　　　捉えているか　119
5 職場におけるヘルスリテラシーを活用した取り組みの実践例 ——— 121
　　　1 家庭用化学品メーカーでの調査と新入社員研修への活用例　121／**2** ホワイトカラー職場でのヘルスリテラシーの測定とヘルスプロモーションの例　122／**3** 大学病院教職員向けの取り組みでの活用例　123
6 職場におけるヘルスリテラシー活用の今後の展望 ——— 126

第8章　地域におけるヘルスリテラシーに着目した取り組み　……（吉田直美）……… 129

1 地域における活動とヘルスリテラシー ——— 130
　　　1 地域での活動にヘルスリテラシーを導入するに当たって　130／**2** 福岡県古賀市における健康教育への取り組み　130
2 市民力を活かした健康づくりと健康教育 ——— 131
　　　1 市民との共働による健康づくりの推進　131／**2** 健康意識を高めるツールの提供　133／**3** ヘルス・ステーションの設置：地域の公民館を健康づくりの拠点へ　133／**4** 担当課を超えた融合的取り組み　134
3 話題を共有することによる健康教育 ——— 134
　　　1 乳児をもつ親に対する骨密度測定と健康教育　135／**2** 地域の学校における骨密度測定と健康教育　136／**3** 働く世代を対象とした骨密度測定と健康教育　137
4 ヘルスリテラシーの概念を取り入れた今後の展開 ——— 139

第9章　医療機関におけるヘルスリテラシーに着目した取り組み　……（阪本直人）… 141

1 ヘルスリテラシーが「不十分」な人の見つけ方と医療スタッフ間での共有の実際 ——— 142
　　　1 日本人はヘルスリテラシーが低いのか？　142／**2** ヘルスリテラシーが「不十分」な人の特徴　142／**3** 目印を付けて，医療スタッフ間で共有　143
2 コミュニケーションを促進させ，ヘルスリテラシーを向上させる5つの方法 ——— 144
　　　1 質問や話し合いができる「場」の整備　144／**2** 情報の伝え方，情報提供時の配慮　146／**3** 理解の確認　147／**4** 「家族」という資源を最大限に活用する　148／**5** 患者の医療情報が各医療機関で共有されることの重要性を伝える　149
3 日本のプライマリ・ケアシステムの確立と国民レベルでのヘルスリテラシー向上へ ——— 150
　　　1 プライマリ・ケア機能を十分に果たせる保健・医療システムの構築に向けて　150／**2** 国民レベルでのヘルスリテラシーの向上　151

おわりに ——— 153
さくいん ——— 156
編著者紹介・著者紹介 ——— 159

第 1 章

ヘルスリテラシーとは

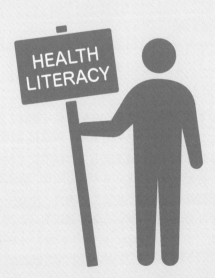

1 リテラシーが示す内容の広がり

|1| リテラシーとは

　「リテラシー」という言葉は，"letter"＝「文字」を由来としている。その意味は，文字についての読み書き能力，識字である。読む能力とは，文章を読んで相手の伝えたいことを正しく理解することであり，書く能力とは，自分の伝えたいことを文字や数字で正しく表現できることである。

　さらに，日本では「読み書きそろばん」，英語では「スリーアールズ（reading, writing, arithmeticで3 R's）」と言われるように，数値を理解したり計算ができたりする数的な能力が含まれる場合がある。これらは特に，「ニュメラシー（numeracy）」と呼ばれる。ナンバー（number）とリテラシー（literacy）という2つの単語を組み合わせた造語である。歴史的に，文字は数字から始まったのでリテラシーに含めてよいが，文字がリテラシーで，数字がニュメラシーと呼び分ける場合もある。

|2| 情報化時代に必要なリテラシー

　科学技術が発展し，情報化時代を迎えた現在では，メディアやインターネットを通じて，国境を越えて多様な情報があふれている。OECDの国際成人力調査（PIAAC, 2013）では，社会生活において成人に求められる能力を，「リテラシー」「ニュメラシー」「ITを活用した（technology-rich environment）問題解決能力」の3つとしている[1]。それぞれの定義は次の通りである。

● リテラシー ●
　社会に参加し，自らの目標を達成し，自らの知識と潜在能力（potential）を発展させるために，書かれたテキストを理解し，評価し，利用し，これに取り組む能力。

● ニュメラシー ●
　成人の生活において，様々な状況の下での数学的な必要性にかかわり，対処していくために数学的な情報や概念にアクセスし，利用し，解釈し，コミュニケートする能力。

● ITを活用した問題解決能力 ●
　情報を獲得，評価し，他者とコミュニケーションをし，実際的なタスクを遂行するために，デジタル技術，コミュニケーションツールおよびネットワークを活用する能力。

　ここで必要とされている能力を，「情報」の視点から整理すると，まずは，自分に必要な情報にアクセスして「入手」する力である。多様化，高度化する社会において，情報を得て自分に用意されている選択肢を知ることは重要である。選択肢を知らなければ選ぶことはできず，選択肢を知ると知らないとでは，大きな違いを生む。

　次は，そこで入手した情報を「理解」する力である。そして，それが信頼できる情報かどうかを「評価」する力がなければ，うまく選別することができない。

　最後は，情報を「活用」する力である。活用するとは，「意思決定」をして，行動

に移すことである。意思決定とは，2つ以上の選択肢から（基本的に）1つを選ぶことであり，それができなければ，情報が役に立ったとは言えない。

このような情報の「入手」「理解」「評価」「活用」という4つの力は，情報化時代に必要なリテラシーであり，「情報リテラシー」と呼ばれる。

|3| リテラシーの3つのレベル：エンパワーメントと批判的リテラシー

先に挙げたOECDのリテラシーの定義の中には，「社会に参加し，自らの目標を達成し，自らの知識と潜在能力を発展させるために」とある。これは，読み書きはあくまでも手段であり，目標を達成できなければ「リテラシーがある」とは言えないということを示している。

公衆衛生分野における「ヘルスリテラシー」の概念を提唱したNutbeamは，そもそもリテラシー（「ヘルス」は付かない）には，次の3つのレベルがあるとした[2]。

● **基本的（basic）／機能的（functional）リテラシー** ●
日常生活場面で有効に機能する，読み書きの基本的なスキル。

● **伝達的（communicative）／相互作用的（interactive）リテラシー** ●
より高度で，社会的なスキルをともなうもので，日々の活動に積極的に参加して，様々な形のコミュニケーションによって，情報を入手したり意味を引き出したりして，変化する環境に対しては新しい情報を適用できるスキル。

● **批判的（critical）リテラシー** ●
さらにより高度で，社会的なスキルをともなうもので，情報を批判的に分析し，その情報を日常の出来事や状況をよりコントロールするために活用できるスキル。

さらにそこでは，「批判的リテラシー」の説明として，ブラジルの教育学者Freireによる「批判的意識化」を紹介している。

Freireは，「沈黙の文化」という，ブラジルの貧しい農村の人々が，支配者によって抑圧され，文字を知らされず，否定的な自己像を植え付けられ，沈黙している文化を発見した。その解決方法として生み出されたのが，「批判的意識化」である。それは，人々が「沈黙の文化」の存在を意識し，自分たちが置かれている状況を客観的に自覚して，それを主体的に変えていくプロセスであるとされる。それが，後に「エンパワーメント」と呼ばれ，個人や集団が不利な状況下に置かれても，本来備わっている力を十分発揮できるように，環境を変える力を身につけるという意味で用いられている。大切なことは，「自分の問題」を明確にし，「どうしてそうなるのか」その原因を知ることで，それを変えるべく社会的・政治的な活動をする，ということである。

「沈黙の文化」は，ブラジルの農村だけにあるわけでない。エンパワーメントが求められているところは，どこにでも存在する。読み書きは達者でも，健康や医療に関する情報（健康情報）をきちんと知らされていない，知っていても行動に移せない，そのための環境や条件が整っていない，などの理由で「沈黙」している人々はいないだろうか。日本でも，決して少なくはないように思える。自分たちが，なぜそのような状況に置かれているのかを意識化し，それを変えていくために声をあげて行動する方法は，どこで学べるのであろうか。学べなければ，状況は変わらない。

4 ヘルスリテラシーへの注目

　この10数年、世界中でヘルスリテラシーへの注目が集まる理由には、リテラシーのもつ意味が拡大する中で、リテラシーが健康と密接に関連していることが明らかになってきたことがある。発展途上国においても、健康問題としては生活習慣病の占めるウエイトが感染症を上回るようになり、世界中で高齢化が進行し、医療費の問題との関連を含めて、ヘルスリテラシーに注目が集まっている。

　健康のために望ましい行動ができないのは、個人の責任だけではなく、個人をサポートできる環境をつくっていない社会の責任である。その社会をつくったのは誰か、社会を変えられるのは誰か、が今問われている。

2 ヘルスリテラシーの定義

1 ヘルスリテラシーとは何か

[①情報を得た意思決定]

　ここまでの説明から、「ヘルスリテラシーとは何か」と言えば、「健康情報についての情報リテラシー」を指すことになる。つまり、健康や医療に関する情報を入手し、理解し、評価し、活用（情報を使うことでより健康に結びつくような、よりよい意思決定を行うこと）する力と言える。

　こうした見方を含めて、ヘルスリテラシーはこれまで、様々に定義されてきた。主要なものを表1-1で年代順に紹介する。

　これらの定義に共通するポイントとして、まず優先して考えなければならない点は、「情報を得て、意思決定する」ということである。意思決定とは問題を解決するための行動であり、そして情報とは問題を解決するための選択肢を知り、それぞれのメリッ

表1-1 ◆ ヘルスリテラシーの定義

発表年	発表者	内容
1998年	Nutbeam	●よい健康状態を推進して維持させられるような、情報にアクセスし、理解し、利用するための個人の意欲と能力を決める認知的社会的スキル[3]
1999年	米国医師会	●ヘルスケアの場面で求められる基本的な読みや計算の能力を含む様々なスキル[4]
2000年	Healthy People 2010	●健康に関する適切な意思決定を行うのに必要な基本的な健康情報やサービスを手に入れて、整理して、理解する能力の程度[5]
2006年	Zarcadoolas Cら	●情報を得た選択によって健康リスクを減少させ、生活の質を向上させるために、健康情報を探し、理解し、評価して利用できる生涯を通して発達する幅広い範囲のスキルと能力[6]
2008年	Kickbuschら	●家庭とコミュニティ、職域、ヘルスケア、商業界、政界において、健康のために適切な意思決定ができる能力。人々の自身の健康をコントロールする力、情報を探し出す能力、責任をとれる能力を増大させる重要なエンパワーメント戦略[7]
2012年	Sørensenら	●健康情報を入手し、理解し、評価し、活用するための知識、意欲、能力であり、それによって、日常生活におけるヘルスケア、疾病予防、ヘルスプロモーションについて判断したり意思決定をしたりして、生涯を通じて生活の質を維持・向上させることができるもの[8]

ト・デメリットを評価するために必要なものである。

　Sørensenらは，ヘルスリテラシーには，意思決定だけでなく問題解決が含まれるとしている[8]。

[②ヘルスリテラシーにおける4つの能力とプロセス]

　Nutbeamの定義は，WHO（世界保健機関）のヘルスプロモーション用語集のもので，すでに，情報の「入手（アクセス）」「理解」「利用」という3つのプロセスが含まれている。一方，米国医師会のものは，臨床場面に限定されたもので，「理解」のみが含まれている。

　Sørensenらの定義は，それまでに発表されたヘルスリテラシーについての17の定義と，12の概念モデルを整理したものである。健康情報の「評価」を追加して，「入手」「理解」「評価」「活用」という4つの能力にまとめられている。ここで挙げられている「活用」を，「意思決定」と「行動」として，全体のプロセスを表したものが図1-1である。

2 ヘルスリテラシーが求められる多様な場面

　ヘルスリテラシーの定義に関してもう1つ問題となるのは，健康情報を活用する「場面」である。

　Kickbuschらは，「家庭とコミュニティ」「職域」「ヘルスケア」「商業界」「政界」の5つの場面を挙げている。あらゆる場での人々の意思決定が，個人や集団の健康に影響しているため，具体的に行動に移す場面を明らかにしたものとなっている。

　Sørensenらは，「ヘルスケア」「疾病予防」「ヘルスプロモーション」の3つの領域にまとめている。ヘルスケア領域の他を，疾病予防とヘルスプロモーションに区別しているのは特徴的である。疾病予防では，個人のリスクファクターに焦点を当てていて，ヘルスプロモーションでは，健康増進や環境を変える方向に焦点を当てている。

　以上のように，多様な場面が想定できるが，これらを大きく分けると2つで，「ヘルスケア（臨床）」での流れと，「ヘルスプロモーション（公衆衛生）」での流れがある[9]。

図1-1 ◆ ヘルスリテラシーのプロセス

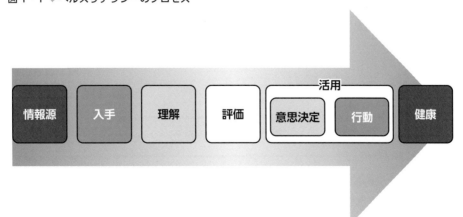

（筆者作図）

[①ヘルスケアでの流れ]
　ヘルスケアでの流れは，米国医師会の定義にもあるように，主に米国で発展してきている。病院などの臨床場面における情報やコミュニケーションが中心で，主に健康関連用語の読み書き能力が問われている。これらは，「機能的ヘルスリテラシー」と呼ばれる。医療者が，患者の中にヘルスリテラシーの「不十分」な人がいることに気がついていないこと，一方，患者は，医師の説明が理解できなかったとしてもどうしていいのかわからず，言い出せていないことが明らかになってきたことで，問題にされるようになった。これは，ヘルスリテラシーを「リスク」と捉えたものとも言える[10]。つまり，ヘルスリテラシーが，患者の意思決定や処方薬のコンプライアンス，慢性疾患の自己管理（セルフケア）の状況を通して，患者の健康アウトカム（成果）に影響する点に注目している。
　米国医師会など，様々な機関や組織が，ヘルスリテラシーが「不十分」な人のアセスメントと介入を探求してきている。しかし，多様な人々の健康や増大する健康情報を考えた場合，臨床場面での受け身の介入では限界がある。ハイリスクの人々への介入だけでは不十分で，より多くの人々に対するエンパワーメントが必要である。

[②ヘルスプロモーションでの流れ]
　ヘルスプロモーションでの流れは，公衆衛生分野での流れとも言え，そこでは「ヘルスリテラシーは，ヘルスプロモーションのアウトカムである」との見方がされる[2]。
　ヘルスリテラシーは，ヘルスプロモーションにおける1つのコア概念となってきている[11]。ヘルスプロモーションは，コミュニティや組織づくり，政策づくり，市民とのコミュニケーションや教育など，幅広いアプローチを用いる。個人が自らの行動を変える能力だけではなく，それをサポートするためにコミュニティや集団で環境を変えられる能力を高めること，「公平」を実現するためのエンパワーメントを目指している。そこでは，ヘルスリテラシーを，個人や社会を変化させる「資源」とみなすことができる[10]。このような幅広い内容を含むため，ヘルスリテラシーは「アンブレラターム（様々な概念を傘の下に入れた言葉）」であると言われる[11]。
　コミュニティや集団のヘルスリテラシーを向上させるためには，学校や地域での健康教育やコミュニケーションが必要になる。日々の様々な意思決定は，健康で充実した生活に結びついており，ヘルスリテラシーは生きる力，生活スキルの重要な要素である。したがって，ヘルスリテラシーは学校教育においても育成すべき重要な「資源」である。生涯を通じて育まれるものであり，「健康」と「教育」が切り離せないものであることに，あらためて気づかせてくれる。

3 ヘルスケアにおけるヘルスリテラシー

|1| ヘルスケアの現場でのヘルスリテラシーに配慮したコミュニケーション

　ヘルスケアの現場では，対象のヘルスリテラシーに合わせたコミュケーションが重要とされている。それができる医療者を，「ヘルスリテラシーのある医療者」と呼ぶ

ようになってきている。米国医師会による，ヘルスリテラシーに関する医師向けのマニュアルでは，ヘルスリテラシーが「不十分」であると考えられる人に対するコミュニケーションの方法として，次の6つのステップを挙げている[12]（第9章も参照）。

[①ゆっくりと時間をかけること]

　コミュニケーションは，ゆっくり話したり，もう少しだけ時間をかけたりすることで改善する。米国の「かかりつけ医」のデータによると，医療ミスで訴えられたことのある医師では，患者との平均の会話時間が「15分」なのに対して，訴えられたことのない医師では「18分」と報告されている。

　別の研究では，患者に自由に話してもらった時にかかった時間は，平均で1分半程度であったといい，上記の「3分」の違いに納得させられる。

[②わかりやすい言葉，専門用語以外を使う]

　医師が同僚と話す際に日常的に使用している言葉は，医学教育を受けていない人には理解できない。したがって，お茶の間や家族の間で話されるような言葉を使うということである。例えば，次のようなものである。

- 「良性」→「がんではない」
- 「肥大」→「大きくなっている」
- 「脂質」→「血液の中の脂肪」
- 「経口」→「口から」

　日本でも，このような病院で使われる言葉をわかりやすくするための提案は，国立国語研究所「病院の言葉」委員会が行っており，代表的な57の言葉について，わかりやすく伝える例を詳しく示している[13]。

[③絵を見せたり描いたりする]

　「百聞は一見に如かず」の言葉通りで，文字や言葉よりも視覚的なイメージは，わかりやすいだけでなく，記憶に残りやすいことがわかっている。

[④1回の情報量を制限して，繰り返す]

　最も重要ないくつかの情報に絞り込んでコミュニケーションをとる，ということである。その方が記憶に残りやすく，患者もそれに基づいて行動できる。

　また，情報は繰り返して伝えると記憶に残りやすいため，医師，看護師，薬剤師，栄養士など，複数の医療スタッフで行うのがよい。資料やプリントを使えば，情報を繰り返して提供することになる。

[⑤「ティーチバック（teach back）」法を使って確認する]

　保健・医療の専門職が話したことを，患者が理解できたかどうか確認する方法として，「ティーチバック（teach back）」というテクニックが用いられる。これは，患者に話したことを，患者自身の言葉で説明をしてもらって，うまくできなければもう一

度，別の方法で説明するというものである。例えば，「帰ったら，奥さん（ご主人）に，病院で何と言われたと話しますか」と質問して確認する。

[⑥質問しても恥ずかしくない環境をつくる]

わからないことについて，気軽に質問できる雰囲気をつくることが大切である。そうでないと，多くの患者が，「バカだと思われないように」とか，「医師などに迷惑をかけないように」と，わかったふりをする。例えば，「医学的なことは，難しくてわからないことが多いので，わからないことがあれば，何でも気軽に聞いて下さい」と話す。

それから，患者が「何を」質問すればよいのかわかりやすくするために，重要な3つの質問に絞り込んだ，「Ask Me 3（アスクミー3）」というものがある。これをポスターやパンフレットで紹介する。

- 私の一番の問題は何ですか？（What is my main problem ?）
- 私は何をする必要がありますか？（What do I need to do ?）
- それをすることが私にとってなぜ重要なのですか？（Why is it important for me to do this ?）

この他にも，臨床現場で注意されているものとして，「標準予防策（スタンダードプリコーション）」の考え方がある。それは，すべての患者に接する時，感染の事実の有無にかかわらず，感染を想定して行動するというものであるが，これと同様に，すべての患者や市民は，健康情報を得たり，理解したりすることに困難を抱えていると想定して対応するということである。その時，例えば，「学歴があれば，ヘルスリテラシーが高い」という思い込みを捨てることや，ヘルスリテラシーが「不十分」な人は簡単に見分けられないことを知ることが，重要とされている。

2 ヘルスリテラシーのある組織の特徴

米国の医学研究所（Institute of Medicine；IOM）は，よりユーザーフレンドリーになるように組織（病院など）を変えていくことを主張し，そのような組織には10の特徴があるという報告書を出している[14]。主なものは次の通りである。

- ヘルスリテラシーを重視するというリーダーシップがある。
- ヘルスリテラシーの評価を実施し，「不十分」な人に対する対策が明確である。
- 目標を立ててヘルスリテラシーを向上させられるシステムがある。
- 健康の情報とサービスは，企画段階から対象に参加してもらい評価をもらう。
- ヘルスリテラシーのレベルで差別されず，誰もがニーズに合った支援が受けられる。
- コミュニケーションにおいては，対象に理解されているかを必ず確認する。
- 健康の情報とサービスを，誰もが簡単に利用できるように支援する。
- 印刷物，ビデオ，ソーシャルメディアは，わかりやすく，すぐに行動に移せるデザインにする。

ユーザーフレンドリーな組織は，ユーザーのヘルスリテラシーを考慮して，組織を変えていく。常に，対象のヘルスリテラシーに合わせてコミュニケーションをとり，すべての人が理解できているか確認をする。よりよいコミュニケーションを図るため，対象には常に企画段階から参加してもらって，フィードバックをもらう。
　また，見逃してならないことは，ヘルスリテラシーの概念が普及する中で，それが「差別」を生む可能性への警鐘を鳴らしている点である。対象のヘルスリテラシーが「不十分」であることが問題なのではなく，その人にとっては高いレベルを要求してしまっていることが問題なのだ，ということに気づくことが重要である。

4 健康教育とヘルスプロモーションにおけるヘルスリテラシー

|1| ヘルスリテラシーの背景にある健康教育とヘルスプロモーションの理論

　ヘルスリテラシーをより深く理解するには，健康教育とヘルスプロモーションの理論を知ることが必要である。Nutbeamは，ヘルスリテラシーの理論的前提として，健康教育とヘルスプロモーションの動向を整理している[2]。ここで，その流れを把握しておこう。

[①キャンペーンの時代から人々を取り巻く人間関係へ]

　1960，1970年代の健康教育は，健康的なライフスタイルを推進するキャンペーンが中心であった。「ヘルスビリーフモデル」を活用して，人々が現在とっている行動のリスクを指摘し，それに代わる新しい行動の有用性を伝えるというものである。しかしこれらは，すぐに行動に移すことができる，教育レベルやリテラシーレベルが高い人にしか効果がなかった。それは，行動変容ができない人々の周囲や背景にある社会経済的環境の影響を考慮していなかったからである。
　そのため1980年代には，その人の周囲を取り巻く人間関係による影響に焦点が当たっていった。AjzenとFishbeinによる「プランドビヘイビア理論」では，人の行動選択は，「重要な他者」が自分に期待していることに影響を受けていると指摘された。また，Banduraの「社会学習理論」では，人は他者の成功や失敗の体験から学び，他者から褒められることで行動を強化することが明らかにされた。そして，個々人について，他者との関係に合わせて行動変容を促進するプログラムが開発された。
　さらに，「ソーシャルマーケティング」の理論によって，まず，多様な集団があることを把握して，それぞれの集団がもっている社会的な規範に合わせて行動変容を促す方法が開発された。
　このような進歩を遂げてきたが，対象に合わせた介入方法であっても，コミュニケーションや教育に頼っていたため，実質的で持続的な行動変容には失敗し，多様な社会経済的集団の健康状態のギャップを縮めることはできなかった。

[②社会経済的環境への注目]

　健康状態は，個人の行動によって影響を受けるとはいえ，それは社会経済的環境によって決定されているため，環境そのものを変える必要がある。そのことを示したのが，WHOによるヘルスプロモーションのためのオタワ憲章であり，後のジャカルタ宣言であった。

　人々が「健康の決定要因をコントロールできるようにする」公衆衛生活動こそが，「新しい公衆衛生（New public health）」であり，ヘルスプロモーションであるとした。個人の行動だけでなく，公共政策，生活や労働の状況を変えることを重視するようになったのである。

　タバコの例では，健康リスク情報を伝えるだけでなく，広告の制限や値上げ，子どもなどのタバコへのアクセスの制限，喫煙禁止エリアの拡大などを実施した。健康における「公平」を実現するには，教育やコミュニケーションだけでは不十分であることがわかったのである。

2 ヘルスプロモーションのアウトカムとしてのヘルスリテラシー

　これらは，健康や病気の原因としてのライフスタイルや行動よりも，その背景にある「原因の原因」による影響の大きさを示すものであった。しかし，環境次第だからといって，個人の知識や信念を改善する健康教育の役割が過小評価されてもいけない。個人の行動の選択と，それがしやすい環境の両方があることが重要である。

　そのため，Nutbeamは，ヘルスプロモーション活動の「内容」と「アウトカム」が何かを，より明確にする必要があると考え，ヘルスプロモーションのモデルを提案した（図1-2）。ヘルスプロモーションの最終的なアウトカムは，「社会的アウトカム」と「健康アウトカム」であるが，その過程には中間的なものが2つ用意されている。

　ヘルスプロモーション活動の直接のアウトカムは3つあり，1つ目は「ヘルスリテラシー」である。それは，自分の健康的なライフスタイル，効果的なヘルスサービス，健康的な環境，という健康の決定要因を変えられる力である。これには，健康の決定要因に関する知識や理解，保健行動への態度や意欲の変化，明確になった課題に対する自己効力感の向上などが含まれる。2つ目は「社会活動と影響」であり，健康の決定要因をコントロールする社会的な活動で，社会に取り残された集団の健康を向上させるための努力を表す。3つ目の「健康公共政策と組織的実践」とは，健康になるための構造的な障壁を克服するもので，政策提言やロビー活動により法的な変化を起こすものである。

　これら3つがアウトカムであるため，ヘルスプロモーション活動のプログラムは，これらを含んだものとなる。ヘルスリテラシーの向上により，人々が集団として力を発揮し，政策提言にまで至る方法である。「食事」を例に考えると，健康な食品の入手方法だけでなく，供給側に介入して，健康な食品へのアクセスを向上させる活動，例えば，学校や職場の食堂の食事を改善するために，小売業者への介入方法について教えるのである。

図1-2 ◆ ヘルスプロモーションのアウトカムモデル

健康と社会の アウトカム	**社会的アウトカム** 生活の質, 機能的自立, 公平		
	健康アウトカム 罹患率, 障害, 回避できる死亡率の減少		
媒介する健康 アウトカム (変えられる健康 の決定要因)	**健康的な ライフスタイル** 喫煙, 食事, 運動, アルコールと 違法ドラッグの使用	**効果的な ヘルスサービス** 予防サービスの提供, ヘルスサービスへの アクセスと適切性	**健康的な環境** 安全な物理的環境, サポーティブな 経済的社会的状況, 良質な食品供給, 酒やタバコへの アクセス制限
ヘルスプロ モーションの アウトカム (介入効果の測定)	**ヘルスリテラシー** 健康関連の知識, 態度, 行動の意思, 個人的スキル, 自己効力感	**社会活動と影響** コミュニティ参加, コミュニティエンパワーメント, 社会規範, 世論	**健康公共政策と 組織的実践** 政策綱領, 法律制定, 規制, 資源配分, 組織的実践
ヘルスプロ モーション活動	**教育** 患者教育, 学校教育, メディアによる コミュニケーション	**社会の動員** コミュニティづくり, グループファシリテーション, ターゲットを定めた マスコミュニケーション	**アドボカシー** ロビー活動, 政治的組織化, アクティビズム (お役所仕事を 克服する)

(文献2より, 筆者により一部改変)

3 ヘルスリテラシーの3つのレベル

　ヘルスプロモーションのアウトカムとした場合，ヘルスリテラシーの定義と測定が重要になる。Nutbeamは，先に紹介した3つのリテラシー（p.3）になぞらえて，「機能的（functional）ヘルスリテラシー」「相互作用的（interactive）ヘルスリテラシー」「批判的（critical）ヘルスリテラシー」というヘルスリテラシーの3つのレベルを提唱した（**表1-2**，次頁）。

　「機能的リテラシー」のような，読み書きのスキルだけにとどめるのは，狭義のヘルスリテラシーであるという。リテラシーがあることで「何ができるようになるのか」ということがより重要であるとされる。ただし，ヘルスリテラシーは，読み書き能力に左右されることは間違いなく，それがなければ健康教育も効果がなく，情報が伝わらない。しかし，それがあれば誰もが「高い」ヘルスリテラシーを身につけられるかと言えば，そうではない。

　なぜなら，健康情報が理解できても，行動に移すためには周囲の協力が必要なこと

表1-2 ◆ ヘルスリテラシーの3つのレベル

ヘルスリテラシーのレベルと教育のゴール	内容	アウトカム		教育活動の例
		個人の利益	コミュニティ／社会の利益	
機能的ヘルスリテラシー：情報のコミュニケーション	健康リスクとヘルスサービス利用の情報の伝達	健康リスクとヘルスサービス利用の知識の向上，処方へのコンプライアンス	集団の健康プログラムへの参加の増加（検診，予防接種）	既存のチャンネル，適した機会での人との接触，利用可能なメディアを通した情報の伝達
相互作用的ヘルスリテラシー：個人のスキルの発達	上記とサポーティブな環境におけるスキルの発達の機会	知識に基づいて自立して行動する能力の向上，意欲や自信の向上	社会的規範に影響を及ぼしたり，社会集団とふれあう能力の向上	特定のニードに合わせたコミュニケーション，コミュニティでのセルフヘルプやサポートグループの促進，コミュニケーションのために多様なチャンネルを結びつける
批判的ヘルスリテラシー：個人とコミュニティのエンパワーメント	上記と健康の社会経済的決定要因についての情報の提供，政策と／または組織的変化の達成の機会	社会経済的な逆境に対するレジリエンス（回復力）の向上	健康の社会経済的決定要因に影響を与える能力の向上，コミュニティエンパワーメントの向上	コミュニティ活動，コミュニティリーダーへの政策提言をサポートする技術的なアドバイスの提供，コミュニティづくりの促進

（文献2より，筆者により一部改変）

もあるからである．その際，周囲の理解を求めて協力してもらえればいいが，そうではない場合には周囲を変えていかなければ実現することができない．したがって，個人のスキルの向上だけでなく，集団やコミュニティとしての活動ができる能力も必要となる．

　この3つの分類は，「機能的ヘルスリテラシー」とそれ以外を分けたという意味で重要である．機能的ヘルスリテラシーは，情報を受ける，いわば受け身的な立場でそれらの情報を理解できる能力である．それに対し，「相互作用的ヘルスリテラシー」は，周囲の人々とうまくコミュニケーションができること，つまりサポーティブな環境の中でうまく立ち回れる能力で，知識に基づいて自立して行動したり，周囲の人からもらったアドバイスに基づいて意欲や自信を向上させられるものである．プランドビヘイビア理論や社会学習理論でのプログラムが，この向上に該当する．

　そして「批判的ヘルスリテラシー」は，情報を批判的に分析し，その情報を日常の出来事や状況をよりコントロールするために活用できる能力をもとにしたもので，健康を決定している社会経済的な要因について知り，それらに影響を与えるために社会的・政治的な活動ができる能力である．

　相互作用的ヘルスリテラシーとの違いは，周囲が必ずしもサポーティブでない場合の能力と考えると理解しやすい．例えば，職場がサポーティブな場合は，健康診断で「肥満」を指摘されて運動や食事内容の見直しを始めるとして，職場で話をして周りの協力を得て行動を開始できるのが「相互作用的ヘルスリテラシー」である．それに対し，周りが非協力的な場合は，職場の上司や同僚に働きかけて，職場での状況を変える力，さらにそれも難しい場合には，労働関連の法律の改正の活動に参加できるまでが，「批判的ヘルスリテラシー」である．

> **コラム 1-1** 米国で若者に批判的ヘルスリテラシーを教える活動
>
> 　米国のNPO「Just Health Action」[15]は，若者に批判的ヘルスリテラシーを教える活動で成果をあげてきている。健康格差の原因となっている社会的・政治的・環境的・経済的な状況，すなわち健康の社会的決定要因を変えるための活動方法について学習する活動であり，世界にも例を見ない。
> 　大学の国際保健，公衆衛生，工学，都市計画などのコースや高校の他にも，クリニック，保健・医療機関，公衆衛生部局などで教えている。健康教育の専門家で構成される諮問委員会があり，コミュニティの専門家と一緒に教えることで，カリキュラムの適切性を保証している。また，健康の不公平に関する研究も実施していて，研究歴のあるインターンもいる。
> 　この教育は，次の4つの要素で構成される。「健康は人権である」と理解して，健康の社会的決定要因を教える（知識），学生自身が社会変化の主体であるという方向性を見出すための活動（行動指針），健康の社会的決定要因に働きかける戦略やアドボカシーのツールを教える（ツール），健康の公平を進める活動を開発して実施する支援をする（活動），となっている。日本でも実施してみたい活動である。

|4| 批判的ヘルスリテラシーと健康の社会的決定要因

　批判的ヘルスリテラシーは，ヘルスプロモーションの歴史の中では，健康の社会経済的決定要因を変化させるための能力で，社会的・政治的活動に向けたものである。また，それがあることで「誰の利益になるのか」という点でも，他の2つのヘルスリテラシーと一線を画するもので，個人の利益だけでなく「集団の利益」に結びつくものである。それは個人の能力だけでなく，コミュニティの能力でもある。

　ヘルスプロモーションは，人々の参加により，人々自身の手によって行われるものである。現在の健康教育やヘルスプロモーション活動では，相変わらず機能的ヘルスリテラシーだけが注目されているのではないか，とNutbeamは指摘したのである。

5 「ヘルスリテラシーのある社会」に必要な能力

　「ヘルスリテラシーのある社会」，すなわち市民が力を合わせて健康の社会的決定要因をコントロールできる社会をつくっていくために必要な能力とは，具体的にはどのようなものであろうか。ここでは，Zarcadoolasらによって提案された4つの次元から成るヘルスリテラシー[6]，Freedmanらのパブリックヘルスリテラシーやソーシャルキャピタルとしてのヘルスリテラシーを紹介する。

|1| 多様な次元のヘルスリテラシー

　Zarcadoolasらの4次元のモデルは，「基本的リテラシー」の他に，「科学的リテラシー」「市民リテラシー」「文化的リテラシー」が必要だとするものである。基本的リ

テラシーは，機能的リテラシーと同じ意味なので，それ以外の3つについて紹介する。

[①科学的リテラシー]

科学的リテラシーは，科学の基本的知識，技術を理解する能力，科学の不確実性（将来の出来事を完全に予見できないこと）への理解を意味する。健康関連の用語あるいはエビデンスを理解するためには，「からだ」についての知識など基礎的な生物学の知識や，治療やケアにともなう物理的・化学的介入の基礎となる知識，食事や運動といったライフスタイルがリスクファクターであるという確率やリスク（絶対リスク，相対リスク，寄与リスクなど）についての知識も必要となる。

科学が日常生活に密接に関係していることを知り，科学に対し積極的な関心や楽しさ，好奇心をもてるようになることが，科学的リテラシーを高めることにつながる。科学をわかりやすく子どもたちに教える「科学コミュニケーション」という活動があるが，健康関連でも同様に「自分のからだを知ろう」[16]などのような活動が望まれる。

[②市民リテラシー]

市民リテラシーは，市民が公的な問題を意識し，意思決定過程に参加する能力であり，以下のような内容が含まれる。

- 新聞やテレビなどマスメディアの情報を理解・活用できる力（メディアリテラシー）
- 人々が政府や行政などと交渉したり話し合って政策を決めることについての知識
- 個人の健康に関する行動や選択が社会の人々の健康に影響することの認識

市民リテラシーは，ヘルスプロモーションには欠かせないもので，特に批判的ヘルスリテラシーを身につけるために不可欠なものである。

[③文化的リテラシー]

文化的リテラシーは，健康情報を解釈し，それに基づいて行動するために，自分が所属している文化を認識した上で活用できる能力を意味する。つまり，集団の信念，習慣，世界観，ある集団に自分が属しているという感覚（社会的アイデンティティ）を認識し，活用する能力である。例えば，地域の慣習や迷信，流行などは，エビデンスと一致しているものもあれば，そうでないものもある。そうしたことを把握した上で，他者とのコミュニケーションにおいて，あらゆる文化，階層，人種，年齢，ジェンダー，セクシュアリティ，民族，宗教の人に対して，相手を尊重して対応し，他の文化の人々にとっては健康的なライフスタイルの定義が異なることなどを理解できる能力である。これは，健康をめぐる文化的な多様性（ダイバーシティ）に敏感になり，それを受け入れ，学ぶことができる力である。

|2| パブリックヘルスリテラシー

Freedmanらによって提唱された「パブリックヘルスリテラシー」は，個人のヘルスリテラシーを超えた，コミュニティや集団のヘルスリテラシーを強調したものであ

る[17]。その定義は,「個々人やグループがコミュニティの利益になるような,市民の健康に関する意思決定に必要な情報を入手,処理,理解,評価,行動できる程度」である。メンバーが次のような3つの力をもっている必要があるとしている。

- 健康について議論できるための考え方の基礎で,健康のために行動できる知識と能力
- 批判的なスキルで,自分たちの状況について,得られた情報からよく考え,評価し,判断する能力
- 自分の健康,家族の健康,コミュニティや社会の健康に参加する姿勢

3点目は,積極的な社会参加のレベルを指している。これについてカナダでは,①情報提供/教える,②情報収集する,③議論する,④取り組む,⑤パートナーになる,という5つのレベルを設定している[18]。社会的・政治的活動に単に参加するというだけでなく,その姿勢や程度を意識化した意味で貴重な提言である。

|3| ソーシャルキャピタルとしてのヘルスリテラシー

Kickbuschは,ヘルスリテラシーは,ソーシャルキャピタル(社会関係資本:地域や職場などの集団のメンバー間のネットワーク,信頼,助け合いの規範)の重要な要素であると指摘している[7]。それは,ヘルスリテラシーの向上のために,互いに信頼し合って,協力するような文化や風土である。それを築き上げることが,自分たちの健康で充実した生活につながることを実感し,ともに喜べる機会をつくり出すことにつながる。

コラム 1-2　ヘルスリテラシーについて紹介したサイト『健康を決める力』

　筆者らは,ヘルスリテラシーに誰もが関心をもってもらい,それを身につけてもらうためのサイト『健康を決める力』(http://www.healthliteracy.jp/)を運営している。ヘルスリテラシーを「健康を決める力」と呼んでいるのは,それが情報に基づいて「自分で」決める(意思決定する)力であり,それが自分に合った健康のあり方を決める力だからである。

　多くの記事があるが,それぞれにコメントが書けるようになっているので,読んだり書き込んだりしてもらいたい。Facebookのページで,「いいね!」とともに,つながりが広がれば幸いである。

　インターネット上の健康情報の見方なども提供していて,「eヘルスリテラシー」(インターネット上で健康情報を検索し,内容を評価し,取得した健康情報を自分の健康問題の解決に向けて活用する能力)[19]も支援する内容となっている。eヘルスリテラシーは,「ヘルスリテラシー」「基本的なリテラシー」「コンピュータリテラシー」「メディアリテラシー」「情報リテラシー」「科学的リテラシー」を含んでいるとされる。ネット時代のヘルスリテラシーとして重要である。

6 ヘルスリテラシーの測定と要因，健康との関連

|1| ヘルスリテラシーの測定

ヘルスリテラシーの測定については，機能的ヘルスリテラシーの測定が先行し，研究蓄積が多い。糖尿病，がん，精神，母子など健康課題別の尺度開発も増加し，100以上の尺度が開発され，米国国立医学図書館（NLM）とボストン大学が開発したデータベースが公開されている[20]。

現在は，より多次元で包括的な尺度が求められており，これらによって社会経済的状況による差，教育とリテラシーとヘルスリテラシーの関連を見ること，国・コミュニティ・グループなどによるレベルでの違いを明確にすること，健康格差の発見と公平のための介入を検討していくことが期待される。

それはまた，測定することができて，変化させることができる健康の社会的決定要因とも言えて，障害調整生命年（DALY）や死亡率・罹患率などを補完する指標となる可能性がある[10]。

[①欧米で実施された全国調査]

米国の2003年の全国調査では，一般の文書にある医学用語の意味を正確に理解できる人は12%であり，「基礎レベル以下」の人が36%であると報告された[21]。2008年にはオーストラリアでも，60%の人が「必要なヘルスリテラシーをもてていない」とされた[22]。2012年にはヨーロッパ8か国での調査（HLS-EU）により，「ヘルスリテラシーに問題があり，自身の健康管理や意思決定が難しい」という人の割合は，全体で47.6%で，最も少ない国はオランダで28.7%，最も多い国はブルガリアで62.1%と報告された[23]。

ヘルスリテラシーが「不十分」な人たちは決して少数派ではなく，国内外で生じている健康格差の要因であることが浮き彫りになってきている。

[②個人の能力と個人を取り巻く環境によるヘルスリテラシー]

特に，HLS-EUの調査は，従来のヘルスリテラシーの尺度とは異なり，日常生活における健康にかかわる多様な状況で，情報を手に入れて意思決定する行動の困難度を測った，包括的な尺度（HLS-EU-Q47）を用いたものであった。

HLS-EU-Q47は，機能的ヘルスリテラシーの尺度よりも健康との関連が強く，個人の能力だけでなく，実行することが困難な状況や環境，その中でそれをどれだけ強く求められるかを反映する尺度だと考えられている。

[③日本人のヘルスリテラシーは低い]

筆者らが，HLS-EU-Q47日本語版（p.52参照）を開発して，日本で調査を実施したところ，ヘルスリテラシーに「問題がある」人の割合は85.4%と，ヨーロッパよりも多かった[24]。全47項目で，日本の方が「困難」と感じている人の割合が多く，中でも差が大きかったのは，「病気になったとき相談先を見つける」「医師から言われたこと

を理解する」「必要な検診の種類を判断する」「どの生活習慣が自分の健康に関係しているかを判断する」などであった。ヘルスリテラシーの4つの能力のうち、特に「評価」「活用」の項目で差が大きく、「理解」まではできたとしても、意思決定して行動に移せない状況が見て取れた。

この背景として、子どもの頃からの健康教育が十分機能していないこと、ヨーロッパでは健康教育の役割がある家庭医や訪問看護師によるプライマリ・ケア（初期包括ケア）が充実していることで、地域住民のヘルスリテラシーの向上に寄与している可能性があること、日本には"Medline Plus"のような信頼できてわかりやすく、総合的な検索をしてもヒットしやすいWebサイトがないことなどが挙げられた。

2 ヘルスリテラシーを形成している3つの要因

ヘルスリテラシーの形成要因には、個人的な要因と社会的・環境的な要因があり[8]、さらに市民・患者と保健・医療システムの相互作用がある。以下にそれぞれの内容について挙げた。

●個人的な要因●
年齢、人種、ジェンダー、文化的背景、社会経済的状況、学歴、職業、雇用、収入、リテラシー

●社会的・環境的な要因●
人口動態、文化、言語、環境、政治、ソーシャルサポート、友人や家族、メディアの利用、物理的環境、健康教育、ヘルスプロモーション活動

●相互作用的な要因●
市民・患者と保健・医療の専門職の健康に関する知識の違い、相互のコミュニケーションスキル、保健・医療や公衆衛生の制度や仕組みが市民や患者に求めるもの

例えば、学歴、収入などによる違いでは、「社会的勾配」と呼ばれる、社会的地位が低いほど健康状態がよくないというデータが示されてきている。この背景には、社会的地位にかかわらず、誰もがヘルスリテラシーを必要とされる、高度で複雑な保健・医療システムの存在がある。個人の能力と、システムが要求するものの相互作用である。

したがって、こうした問題を解決するためには、保健・医療の提供側が、受け手側のヘルスリテラシーを高めることや、提供時点でわかりやすいものにすることで、そのハードルを低くする必要がある。

3 ヘルスリテラシーが「不十分」であることがもたらす健康への影響

ヘルスリテラシーが「不十分」であることは、健康に関連した様々な影響をもたらすことが明らかになってきている。具体的には、保健・医療サービスの利用の増加、健康に関する知識の低さ、そして健康アウトカムの低さなどが指摘されている[25]。

その影響について一覧したものが以下である。

- 予防サービス（マンモグラフィ、インフルエンザ予防接種など）を利用しない
- 病気、治療、薬などの知識が少ない

- ラベルやメッセージが読み取れない
- 医学的な問題の最初の兆候に気づきにくい
- 長期間または慢性的な病気を管理しにくい
- 保健・医療の専門職に自分の心配事を伝えにくい
- 慢性の病気のために入院しやすい
- 救急サービスを利用しやすい
- 職場でケガをしやすい
- 死亡率が高い
- 医療費が高くなる

これらは、ヘルスリテラシーが「不十分」であることで、情報を理解することができず、コミュニケーションも十分にとることができないため、新しい知識が身につかない、言われたことに対して肯定的な態度をとれない、自信がもてない、行動を変えられないなどの結果、引き起こされていると考えられている。ヘルスリテラシーが「不十分」な人に対して、どのようなコミュニケーションをとればこれらを予防できるかを含めて、その因果関係をより明確にしていくことが必要である。

医療コストの面でも、ヘルスリテラシーが「不十分」な人々によって、年間3〜5％の追加コストがもたらされていて、1人当たりでは、「適切」なヘルスリテラシーの人に比べて、年間143〜7,798米国ドル余分にかかっていると計算されている[26]。

7 世界におけるヘルスリテラシーへの取り組み

世界各国でヘルスリテラシーに関する取り組みが始まっているが、その中からいくつかを紹介しよう。

|1| 米国での取り組み

[①アクションプラン]

米国は、国内の健康格差が埋まらない要因としてヘルスリテラシーに注目し、2010年に "National Action Plan to Improve Health Literacy" を作成した。そこでは、次の2つの原則が述べられている[27]。

- 誰もが情報を得た意思決定に役に立つ健康情報にアクセスできる権利をもつ
- ヘルスサービスは健康、長寿、QOLに効果的なようにわかりやすく提供されなければならない

また、7つのゴールが掲げられ、それを達成するために医療者や行政などがとるべき行動が記されている。

[②ITを用いたヘルスコミュニケーション]

米国の健康政策 "Healthy People 2020" の柱の中には、「ヘルスコミュニケーショ

ンとIT活用」がある[28]。専門家からの情報提供は，今やWebが中心的な役割を占めるようになり，多くの情報が国の専門機関から提供されている。

健康関連キーワードで検索すると，国立衛生研究所（NIH）関連のWebサイトが確実に上位にヒットする。かつては信頼できないサイトが多く存在したが，そのようなサイトを駆逐するために，政府が優れたサイトを作成しているのだ。

また，米国国立医学図書館は，市民向けの健康情報を豊富に収集したサイト"Medline Plus"を作成して，公開している。これは，ヘルスリテラシーが「不十分」な人でも活用可能になっていて，医学用語の理解の仕方，健康情報の評価の仕方，健康アプリの検索，自分が欲しい健康情報メール配信の登録など，充実したサイトとなっている。米国の生徒を対象とした研究では，このサイトの利用がヘルスリテラシーの高さと関連していたという[29]。

さらに，米国厚生省（HHS）は，ヘルスリテラシーが「不十分」な人でも理解できるように，利用者を対象とした評価研究を重ね，わかりやすい健康情報サイトのつくり方のガイドライン"Health Literacy Online"を作成して，公開している[30]。

英国でも，"NHS Choices"のような質の高いシステムがあるが，日本には国立医学図書館もないのが現状である。症状や病気の名前でインターネット検索すると，上位には多くの運営者不明で広告目的であるアフィリエイトのサイトが多くヒットする。これらは，わかりやすい文章で書かれているが，信頼性はなく，悪質なサイトにリンクされていることも多い。日本のインターネット上の「がん情報」は，半分以上が信頼できないという報告もある[31]。このようなサイトを駆逐するには，それらよりもわかりやすく，信頼できるサイトを開発，公開することが必要である。日本でも，各大学や研究機関などによってわかりやすいサイトが作成されているが，そこにナビゲートしてくれる統合的なサイトがないことも問題である。

[③ヘルスリテラシーの教育]

米国では，学校での健康教育の学習目標である"National Health Education Standards"（全国健康教育基準：日本における学習指導要領のようなもの，p.90参照）が作成されている[32]。学校での健康教育において，幼稚園から12年生（高校3年生）まで，発達段階に合わせたヘルスリテラシーを身につけるように設計されている。

そしてこの基準に基づいて，学校の健康教育を評価するためのツールとして，Webで使える健康スキルテストの問題を蓄積したものを作成，公開している[33]。

また，専門職の教育も盛んで，米国CDCは，公衆衛生の専門職向けにヘルスリテラシーの重要性や実践において気をつけることなどを学べるオンラインの教材"Health Literacy for Public Health Professionals"を公開している[34]。

|2| カナダのインターセクトラルアプローチ

カナダの公衆衛生協会は，「ヘルスリテラシーのあるカナダ」を目指して，インターセクトラルアプローチを活用している[35]。それは，ヘルスリテラシーの向上のために優先して取り組むことは何かを明確にし，そのために国と都道府県や市町村など地域ができることは何かを考え，保健・医療関係者，研究者，政策決定者の対話により，

コラム 1-3　みんなでヘルスリテラシーを学ぶ場

　最近は，健康や医療の情報共有の場として，「○○カフェ」「まちの保健室」「健康（患者）図書室」などの活動が盛んである。そこでは，1人ひとりのヘルスリテラシーをめぐる経験について共有することで，多様な学びがある。

　特に，家庭医が立ち上げた『みんくるカフェ』は，医療者と患者・市民が，対話を通じて互いに学び合う活動で，ワールドカフェを応用した「カフェ型ヘルスコミュニケーション」として全国に広がってきている。そこでは，ものの見方や考え方が変化するような学習が起こっていると報告されている[36]。

　同じく患者・市民が立ち上げた『患医ねっと』の取り組みも注目される[37]。医療者は，相手の立場や理解度を考えながら話す訓練になり，患者・市民側は医療についての情報を選んで意思決定できる力，すなわちヘルスリテラシーの向上につながる可能性がある。

セクターを超えた取り組みを促進するものである。

　そこでは，「ヘルスリテラシーがある人」として，ヘルスプロモーション活動をみんなでシェアし，コミュニティや社会の健康問題に取り組む人である，としている。そして，行政，ヘルスセクター，教育セクター，職場・企業，コミュニティ組織がパートナーとなることが挙げられている。

　これは，特にヘルスリテラシーの「不十分」な人，つまりヘルスリテラシーを向上するための教育を受けられず「不十分」なままでいる人を，多様なセクターで受け入れ，支援していく制度をつくるものである。ヘルスリテラシーが「不十分」な人は，社会がつくり出している，という背景を見据えたものとなっている。

③ WHOによる取り組み

［①多様なレベルでの活動の提言］

　WHOヨーロッパ事務局は，2013年にヘルスリテラシーのエビデンスを集めたレポートを発表した[38]。そこでの提言では，ヘルスリテラシーのガイドラインの作成を通して，よりよいコミュニケーションを保証すること，ヘルスリテラシーフレンドリーな場をつくること，地域，国，国際的なレベルでヘルスリテラシーの政策をつくることなどが挙げられている。

　これらによって，家庭，コミュニティ，職場，ヘルスケア，教育，商業界，そして伝統的なメディアとソーシャルメディアなどの場において，人々が日々健康的な意思決定ができるように協力し合うことを求めている。カナダのインターセクトラルアプローチと同様に，あらゆるセクターが参加しなければならないとしている。

［②健康の社会的決定要因を知ることもヘルスリテラシー］

　WHOは，健康の社会的決定要因の委員会を設置し，2008年に最終報告書を出版した[39]。そこでは，「社会が健康を決めていることを知ることも，ヘルスリテラシーで

ある」とした。これは，前述した「批判的ヘルスリテラシー」と同じである。

　社会が，わかりやすく健康の決定要因を説明できなくてはならないし，それが理解できているか，そのために行動できているかを，みんなでチェックし合って，その向上に努めることを提案している。

（中山和弘）

引用・参考文献

1）国立教育政策研究所：国際成人力調査（PIAAC）．2013．http://www.nier.go.jp/04_kenkyu_annai/div03-shogai-piaac-pamph.html
2）Nutbeam D. Health literacy as a public health goal: a challenge for contemporary health education and communication strategies into the 21st century. Health Promot Int, 2000;15（3）:259-67.
3）Nutbeam D. Health promotion glossary. Health Promot Int, 1998;13（4）:349-64.
4）Ad Hoc Committee on Health Literacy for the Council on Scientific Affairs, American Medical Association. Health literacy: report of the Council on Scientific Affairs. JAMA. 1999;281（6）:552-7.
5）U.S. Department of Health and Human Services. 2000. Healthy People 2010. Washington, DC: U.S. Government Printing Office
6）Zarcadoolas C, Pleasant AF and Greer DS. Advancing Health Literacy: A Framework for Understanding and Action. San Francisco, CA: JOSSEY BASS, 2006.
7）Kickbusch I, Maag D. Health Literacy. In: Kris Heggenhougen and Stella Quah, editors International Encyclopedia of Public Health, Vol 3. San Diego: Academic Press; 2008. pp. 204-211
8）Sørensen K, Van den Broucke S, Fullam J, Doyle G, Pelikan J, Slonska Z, Brand H;（HLS-EU）Consortium Health Literacy Project European. Health literacy and public health: a systematic review and integration of definitions and models. BMC Public Health. 2012;12:80.
9）Nutbeam D. The evolving concept of health literacy. Soc Sci Med. 2008;67（12）:2072-8.
10）Kickbusch, IS. Health literacy: addressing the health and education divide. Health Promot Int, 2001;16（3）:289-97.
11）中山和弘．ヘルスリテラシーとヘルスプロモーション，健康教育，社会的決定要因．日本健康教育学会誌，2014;22（1）:76-87.
12）Weiss BD. Health Literacy and Patient Safety – Help Patients Understand. American Medical Association Foundation, 2007.
13）国立国語研究所「病院の言葉」委員会．「病院の言葉」を分かりやすくする提案．2009．http://pj.ninjal.ac.jp/byoin/
14）Brach C, Dreyer B, Schyve P, et al. Attributes of a Health Literate Organization. Institute of medicine, 2012. http://www.iom.edu/Activities/PublicHealth/~/media/Files/Activity%20Files/PublicHealth/HealthLiteracy/10attributes.pdf
15）Mogford, E., Gould, L., & Devoght, A. Teaching critical health literacy as a means to action on the social determinants of health. Health Promot Int, 2010. doi:10.1083/heapro/daq049.
16）NPO法人からだフシギ　http://karada-kenkyu.jimdo.com/
17）Freedman DA, Bess KD, Tucker HA, Boyd DL, Tuchman AM, Wallston KA. Public health literacy defined. Am J Prev Med. 2009;36（5）:446-51.
18）Health Canada. The Health Canada Policy Toolkit for Public Involvement in Decision Making. http://www.hc-sc.gc.ca/ahc-asc/pubs/_public-consult/2000decision/index-eng.php
19）光武誠吾，柴田愛，石井香織，岡崎勘造，岡浩一朗：eHealth Literacy Scale（eHEALS）日本語版の開発．日本公衆衛生雑誌，2011;58（5）;361-71.
20）Health Literacy Tool Shed: A database of health literacy measures http://healthliteracy.bu.edu/

21) U.S. Dept. of Education, National Center for Education Statistics. The Health Literacy of America's Adults: Results From the 2003 National Assessment of Adult Literacy. 2006. http://nces.ed.gov/pubs2006/2006483_1.pdf.
22) Australian Bureau of Statistics 2008: Health Literacy, Australia. Catalogue No.4233.0. http://www.abs.gov.au
23) Sørensen K, Pelikan JM, Röthlin F, Ganahl K, Slonska Z, Doyle G, Fullam J,Kondilis B, Agrafiotis D, Uiters E, Falcon M, Mensing M, Tchamov K, Broucke SV,Brand H; HLS-EU Consortium. Health literacy in Europe: comparative results of the European health literacy survey (HLS-EU). Eur J Public Health. 2015 Apr 5.
24) Nakayama K, Osaka W, Togari T, Ishikawa H, Yonekura Y, Sekido A, Matsumoto M. Comprehensive health literacy in Japan is lower than in Europe: a validated Japanese-language assessment of health literacy. BMC Public Health. 2015 May 23;15:505.
25) Berkman ND, Sheridan SL, Donahue KE, Halpern DJ, Viera A, Crotty K, Holland A, Brasure M, Lohr KN, Harden E, Tant E, Wallace I, Viswanathan M. Health Literacy Interventions and Outcomes: an Updated Systematic Review. Evidence Report/Technology Assesment No. 199. Rockville, MD: Agency for Healthcare Research and Quality, 2011.
26) Eichler K, Wieser S, Brügger U. The costs of limited health literacy: a systematic review. Int J Public Health, 2009;54:313–24.
27) U.S. Department of Health and Human Services, Office of Disease Prevention and Health Promotion. National Action Plan to Improve Health Literacy. Washington, DC: Author. 2010.
28) Healthy People 2020. US Department of Health & Human Services. 2012. http://healthypeople.gov/2020/
29) Ghaddar SF, Valerio MA, Garcia CM, Hansen L. Adolescent health literacy: the importance of credible sources for online health information. J Sch Health. 82 (1) :28-36,2012.
30) U.S. Department of Health and Human Services, Office of Disease Prevention and Health Promotion. Health literacy online: A guide to writing and designing easy-to-use health web sites. Rockville, MD http://www.health.gov/healthliteracyonline/
31) Goto Y, Sekine I, Sekiguchi H, Yamada K, Nokihara H, Yamamoto N, Kunitoh H,Ohe Y, Tamura T. Differences in the quality of information on the internet about lung cancer between the United States and Japan. J Thorac Oncol. 2009; 4 (7) :829-33.
32) Centers for Disease Control & Prevention. National Health Education Standards. 2007. http://www.cdc.gov/HealthyYouth/SHER/standards/index.htm
33) Marx E, Hudson N, Deal TB, Pateman B, Middleton K. Promoting health literacy through the health education assessment project. J Sch Health. 2007;77 (4) :157-63.
34) 瀬戸山陽子，中山和弘：米国CDCによるヘルスリテラシー向上プログラムの紹介，保健の科学，2013;55 (7) :491-6.
35) Rootman I, Mitic W. An Inter-sectoral Approach for Improving Health Literacy for Canadians - A Discussion Paper. Public Health Agency of British Columbia. 2012. http://www.nald.ca/library/research/phab/discussion/discussion.pdf
36) 孫 大輔，菊地 真実，中山 和弘．カフェ型ヘルスコミュニケーション「みんくるカフェ」における医療系専門職と市民・患者の学び．日本ヘルスコミュニケーション学会雑誌，2015; 5 (1) :37-45.
37) 木村尚貴．「医療者と市民，対等に交流」朝日新聞朝刊東京本社版2015年7月18日．http://apital.asahi.com/article/story/2015071800001.html
38) WHO Regional Office for Europe. Health literacy: The solid facts. 2013. http://www.euro.who.int/__data/assets/pdf_file/0008/190655/e96854.pdf
39) Commission on Social Determinants of Health. Closing the Gap in a Generation: Health Equity Through Action on the Social Determinants of Health. World Health Organization.2008. http://whqlibdoc.who.int/publications/2008/9789241563703_eng.pdf

第 2 章

ヘルスリテラシーの歴史と広がり

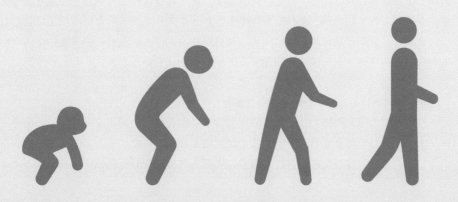

1 ヘルスリテラシー研究が誕生するまで

　前章で見られた通り，ヘルスリテラシーは，その定義が現在も変化している発展中の概念である。このような定義の変遷には，ヘルスリテラシー研究が誕生する前からの関連分野の歴史的経緯がかかわっている。そこで本章では，特に関与の深い「公衆衛生」と「臨床」の分野を中心に，ヘルスリテラシー研究の誕生から発展の歴史と，その今日における広がりを紹介したい。

|1| ヘルスリテラシー研究の黎明期（1950～1990年代初頭）

　ヘルスリテラシー研究を支える諸概念の発達は，ヘルスリテラシー研究が盛んになる1990年代以前の研究に負うところが大きい。ヘルスリテラシー研究の母体となったのは，公衆衛生分野における健康の社会格差の概念と，臨床分野における患者とのコミュニケーションのニーズである。

[①公衆衛生分野における健康の社会格差の認識]

　教育レベルや収入，社会的地位などが低く，社会経済的に不利な人は，有病率が高く，寿命が短い[1]。このような健康の社会格差が認識されるにつれ，公衆衛生分野では，「個人に対するヘルスケアのみでは限界がある」との考えが強まった。1974年，このような考え方のマイルストーンとなるラロンドレポートが，カナダの厚生大臣Lalondeにより発表された[2]。このレポートは，健康が，生物医学的要因だけではなく，生活習慣や社会環境など多くの要因の影響を受けているということを，政府レベルで表明した初めての文書であるとされている。

　ラロンドレポートは，以後のWHOの保健政策に大きな影響を与え，1978年のアルマ・アタにおけるプライマリヘルスケア宣言，1986年のヘルスプロモーションのためのオタワ憲章などへとつながっていく。これらの宣言や憲章を通じて提示された，「人々は，自分の健康をコントロールする力を高めるべきである」という理念と，「社会の仕組みは，人々の健康増進のために協働するべきである」という理念は，現在のヘルスリテラシーの概念に大きく影響している。

　このような理念の下，健康教育の重要性への認識が高まっていった。実は，「ヘルスリテラシー」という言葉が初めて文献に現れたのも，公衆衛生学の教授Simondsの著作であると言われている[3]。その文献では，健康教育に社会政策として取り組む必要性が論じられていた[4]。その後も，必ずしもヘルスリテラシーという用語は使われないまでも，健康と教育の関係に関する知見が積み上げられ，後に公衆衛生学的な立場からヘルスリテラシー研究が開花する下地をつくっていった[5]。

[②臨床現場におけるコミュニケーションの問題]

　一方，米国の臨床現場では，服薬や生活習慣の改善などの指示を守らず，治療をドロップアウトしてしまう患者が多いことが問題となっていた。そして，その原因の1つとして，患者教育のための教材が患者に理解されていない可能性が指摘されるよう

になった[6]。

　実際，その後の調査では，患者向けパンフレットの内容が高校1年生以上のリテラシーレベルで書かれているのに対し，公立病院の外来患者の平均的リテラシーが小学6年生のレベルであるなど，提供される情報の難易度と，情報の受け手の読解力との間に大きなギャップがあることが報告されている[7]。

　さらに，患者側には「読み書き能力が低いのは恥ずかしい」という意識があって，この問題が表面化しにくいこと，つまり，患者が情報の理解に困難を抱えているのかどうか，どの患者が困難を抱えているのか，医療スタッフ側からはわかりにくいことも明らかになっていった[8]。

　このような現場のニーズを受けて，「患者の読み書き能力を調べよう」「そのための評価ツールをつくろう」という動きが生まれた。こうして開発された臨床向けのリテラシー評価ツールが，REALM（Rapid Estimate of Adult Literacy in Medicine）[9]である。この評価ツールは，開発当時「ヘルスリテラシー」という概念を謳ったものではなかった。ところが，その後の研究において，ヘルスリテラシーを測るゴールデンスタンダードの1つとして中心的役割を果たすことになる。

|2| ヘルスリテラシー研究の誕生（1990年代）

[①米国における国民成人リテラシー調査結果がもたらした衝撃]

　ヘルスリテラシー研究の誕生においてもう1つ重要なのは，教育分野における「機能的リテラシー」の概念である。機能的リテラシーとは，社会の一員として機能するために必要不可欠な読み書き能力を指す[10]。

　「リテラシー」は元来，識字，つまり初歩的な読み書き能力を指し，社会参加に必要な教育の指標とされていた。しかし次第に，初歩的な読み書き能力だけでは，社会の中で生活するには不十分であることが明らかになり，機能的リテラシーという概念が提唱されるようになった。当初は識字率の低い国々を意識した概念であったが，その後，識字率の高い国でも機能的リテラシーの低い人が少なくない可能性が指摘されるようになり，実態を明らかにする取り組みが始まる。

　そうした取り組みの1つとして，1992年，米国において国民成人リテラシー調査（National Adult Literacy Survey; NALS）が実施される。そしてこの調査結果が，ヘルスリテラシー研究を発展させる引き金となった。NALSは，米国教育省の委託により実施された機能的リテラシーの調査で，ニュースの内容や時刻表など日常生活に必要な情報を理解する能力が評価された。

　その結果は「クライシス」と表現されるような衝撃的なもので，米国成人1億9,100万人のうち4,000万人余りが，読み書きや計算ができないか，できてもごく単純なものに限られることが推定された[11]。さらに，5,350万人はそれに次ぐレベルで，文書や数値がやや複雑になると理解できないことが予想された。つまり，米国成人のほぼ半数が，機能的リテラシーに問題を抱えていることが示唆されたのである。

　先に述べた通り，臨床現場ではすでに，患者のリテラシーを考慮する必要性が認識されていた。そのような中，NALSの結果は，米国の医療界において深刻に受け止められた。NALSが扱ったような一般的な情報の理解が困難であれば，健康・医療に特

化した情報の理解はさらに難しい可能性がある。

　NALSの結果が発表された2年後には,「機能的ヘルスリテラシー」と銘打った評価ツール,TOFHLA (Test of Functional Health Literacy in Adults) が開発された[12]。先に紹介したREALMとともに,以後のヘルスリテラシー研究で重用される評価ツールの誕生である。その後,これらの評価ツールを用いて患者のヘルスリテラシーを調べた研究が相次いで報告される。

[②ヘルスリテラシー研究の幕開け]

　そして1997年には,これらの研究を総括するため,米国医師会科学協議会の専門委員会が組織された。専門委員会は,ヘルスリテラシーという用語を定義し,ヘルスケアにかかわる読解や数値理解を調べた過去の知見を,ヘルスリテラシーという括りでレビューした[13]。こうして,ヘルスリテラシーをキーワードとした研究分野が幕を開けたのである。

　専門委員会によるレビューでは,ヘルスリテラシーが「不十分」な患者は,自身の病気の症状や治療,健康管理についての知識が少ないこと,精神的・身体的な健康状態が悪いこと,入院する率が高く,ヘルスケアにかかるコストが高いことが明らかにされた。これらの傾向は,年齢や人種,教育歴などのデモグラフィック要因による影響を取り除いた後も認められ,ヘルスリテラシーが健康格差を説明する重要な要因である可能性が示唆された[13]。

　このような結果に注目したのは,臨床分野のみではない。公衆衛生分野においても,健康の社会格差の緩和に取り組む切り口として,ヘルスリテラシーという概念に期待が高まるようになる。1997年,WHOにより採択されたジャカルタ宣言では,ヘルスリテラシーという用語がWHOとしては初めて定義づけられた[14][15]。この宣言では,21世紀における健康づくりにおいて,健康の社会的決定要因に取り組むべきであることを強調している。そして,その取り組みを成功させるためには人々の参画が必要であり,人々の参画にはヘルスリテラシーが不可欠である,と述べられている。

2 ヘルスリテラシー研究の発展と概念の拡張

|1| ヘルスリテラシー研究の発展（2000年代）

[①研究知見の蓄積]

　2000年代に入ると,健康と教育に関するプロジェクトをヘルスリテラシーという概念で集約し,促進しようとする動きが加速していく[16]。特に米国は,2000年から10年間の健康政策の指針を示した"Healthy People 2010"において,ヘルスリテラシーの向上を目標に掲げ[17],国家予算を投じてヘルスリテラシー研究を助成した[18]。

　2000年代半ばには,こうした研究の成果を総括した報告書が相次いで刊行された。これらの報告書からは,ヘルスリテラシー研究の知見の蓄積と広がりが見て取れる。著名なものをいくつか紹介すると,先のNALSを受託した非営利団体ETSによるNALSなどの国民リテラシー調査の再分析[19],米国厚生省による関連文献のシステマ

ティックレビュー[20]，米国医学研究所による報告書[21]が挙げられる。

これらの報告書はいずれも，先に述べた米国医師会科学協議会の報告[13]をサポートするエビデンスを示している。また一方，ヘルスリテラシー研究が，患者の読み書き能力の評価に偏重していることを指摘し，視野を広げた学際的な取り組みが必要であると提案した。

このような指摘に呼応するように，ヘルスリテラシー研究の目的や対象範囲が広がっていく。臨床分野では当初，服薬指示や予約票など，医療に関する基本的な指示を順守するのに必要なリテラシーに主眼が置かれていた[12]。しかし，治療にかかわる意思決定に患者が参加するという，「インフォームドディシジョンメイキング」などの考え方の定着にともなって，より高度な情報の理解力と，それに基づいて意思決定する能力も視野に入れる必要が生じてきた。そのような流れの中で発展した概念の1つが，「ヘルスニュメラシー」である。

[②ヘルスニュメラシー研究]

ヘルスニュメラシーとは，健康や医療の文脈において数量情報を理解し，意味づけ，活用する能力を指す[22]。ヘルスリテラシーの1つの要素として捉えられており，先に紹介したヘルスリテラシー評価ツール，TOFHLAの評価項目にも含まれている。しかし，TOFHLAで評価されているヘルスニュメラシーは，「薬の量」や「予約票の日時」など，初歩的な内容に限られていた。

一方，治療の選択においては，「副作用が生じる確率」など，より高度な数量情報を理解する必要がある。しかも，数量情報は，提供される情報の「キモ」であることが多い。したがって，もし，患者が数量情報を十分理解できなければ，患者の真の意思を反映した選択は得られないだろう。

折しも，心理学や行動経済学の分野において，人は一般に数値に基づくリスクの評価を苦手とすること，直感的に認識されるリスクの大きさは，必ずしも数量的なリスクの大きさと対応しないことが指摘されるようになっていた[23][24][25]。

そこで，確率の概念を含めたニュメラシーの評価ツールが開発され[26][27]，患者のニュメラシーと，医療情報に対する理解や意思決定が，どう関係しているのかを明らかにする研究が始まった。その結果，ニュメラシーが患者の意思決定に影響を及ぼしていること，ニュメラシーの低い患者は数量情報に対する判断が一貫せず，言葉づかいやフォーマット（数値の示し方）の影響を受けて異なる判断を下す傾向があること，ニュメラシーは数量情報に対する信頼感や満足感にも影響することなどが明らかになった[22][28][29]。また，学歴や読解力による影響を取り除いても，ニュメラシーの効果が残ること[30]，文字の理解と数値の理解には異なる能力がかかわること[31]も示された。このような結果を受けて，ヘルスリテラシーの1つの要素としてだけではなく，ヘルスニュメラシーを専門とする研究分野も発展していった[32][33][34]。

|2| ヘルスリテラシーの概念の成長（2000年代）

[①ヘルスリテラシーの3つのレベル]

公衆衛生分野においても，ヘルスリテラシーの概念が拡張された。公衆衛生分野に

おけるヘルスリテラシー研究の目的には，WHOによるヘルスプロモーションの理念に見られる通り，人々が自分の健康に影響する要因をコントロールする力を高めること，つまり，個人のエンパワーメントが含まれる[14]。ここで言う「影響要因」には，生活習慣のような個人的な要因のみならず，政策や職場環境など社会的な要因も含まれている。したがって，個人は，自身の生活習慣を変えるだけでなく，これらの社会的要因に働きかける力をもつことも期待されているのである。このような力をもたらすヘルスリテラシーは，臨床分野における患者と医療者の間のコミュニケーションを対象としたものとは，質的に異なる可能性がある。

公衆衛生学者のNutbeamはこの点を整理し，ヘルスリテラシーの3つのレベルを提案した[35]。「機能的ヘルスリテラシー」「相互作用的ヘルスリテラシー」「批判的ヘルスリテラシー」である（p.12参照）。

これらの概念の詳細は第1章に譲るが，おおまかには，機能的ヘルスリテラシーが，従来からREALMやTOFHLAなどによって評価されてきた，読解力とニュメラシーに相当する。一方，相互作用的ヘルスリテラシーおよび批判的ヘルスリテラシーは，社会的なスキルも含む，より幅の広い能力である。様々な形式のコミュニケーションの中で，情報を批判的に吟味し，その意味を抽出し，自身の状況をコントロールするために活用する能力を指している。

Nutbeamによるヘルスリテラシーの概念に対しては，批判もあった。「健康教育分野におけるエンパワーメントの概念を，ヘルスリテラシーという言葉にすり替えただけであり，混乱をもたらす」という意見である[36]。しかし，次第にNutbeamの提案を受け入れ，さらに拡張する議論が生まれてくる。その後の公衆衛生分野の研究では，ヘルスリテラシーに含まれる要素として，市民リテラシー，科学リテラシー，文化リテラシー，メディアリテラシー，公衆衛生学的知識なども導入することが提案されている[37][38][39]。

こうした流れを受けて，臨床分野においても，ヘルスリテラシーに含まれる諸要素が拡張されていく。そこで提案されたヘルスリテラシーの要素は，公衆衛生分野に劣らず多様であるが，概して臨床現場のニーズを色濃く反映したものとなっている。主立ったものには，読み書きとニュメラシー（Nutbeamの「機能的ヘルスリテラシー」に相当）の他，病気やセルフケアの知識，治療の順守，情報に基づく意思決定の能力，聞き取りや発話能力，記憶容量などが挙げられている[40]〜[44]。

[②リスクモデルと資産モデル]

このように，2つの分野において重複しつつも異なるヘルスリテラシーの概念が成長していく中，Nutbeamは，それらをシンプルに整理した2つのモデルを発表した[45]。ヘルスリテラシーを「risk（リスク）」と捉えるモデルと，「asset（資産）」と捉えるモデルである（表2-1）。

「リスクモデル」は，主に臨床分野の考え方を反映しており，ヘルスリテラシーが「不十分」であることを，治療の障害となるリスクファクターと捉える。そこで，患者のヘルスリテラシーを評価し，患者のヘルスリテラシーレベルに配慮して情報提供をしたり，医療システムをよりわかりやすくしたりして，リスクを下げようとする。

表 2-1 ◆ ヘルスリテラシーの 2 つの概念モデル

	リスクファクター (risk factor)	資産 (asset)
定義	健康に関する適切な意思決定をして、治療の指示に従うために、必要な基本的な健康情報とサービスを、獲得、処理、理解できる能力である。(IOM, 2004)	認知および社会生活上のスキルを意味し、良好な健康の増進または維持に必要な情報にアクセスし、理解し、そして利用していくための個人の意欲や能力である。さらに、個人の生活習慣と生活環境を変容させることで、個人および地域社会の健康度を改善するよう行動を起こす知識、個人的能力、自身の達成度である。(WHO, 1998)
国	米国	英国、オーストラリア、カナダ
関連キーワード	相互作用 (interactive)、コンプライアンス、組織的実践	エンパワーメント、自己効力感 (self efficacy)、健康教育、アドボカシー
視点	臨床（ヘルスケア）	公衆衛生、ヘルスプロモーション
評価ツール	REALM, TOFHLA (screening tool)	The Health Activity Literacy Scale (HALS)
出典	Baker, 2006; Paasche Orlow and Wolf, 2007	Nutbeam, 1998, 2000

（文献45より）

このような対策により、医療上のアウトカムの向上を図る。

一方、「資産モデル」は、主に公衆衛生分野の考え方を反映しており、ヘルスリテラシーを健康教育の成果とみなす。獲得したヘルスリテラシーは、その人にとって資産である。ヘルスリテラシーが高まれば、より健康的な行動をとったり、健康のための社会的活動や健康によい社会環境をつくるための活動に参加したりするだろう。これらの行動を通じて、よりよい健康に恵まれる可能性が高まる。

Nutbeamは、ヘルスリテラシー研究にとってどちらのモデルも重要であり、研究が進められるべきであると提案した。

3 ヘルスリテラシー研究の現在

|1| 国際的な研究の広がりと包括的なヘルスリテラシー概念の構築（2010年代）

[①Sørensenらの取り組み]

ヘルスリテラシー研究は、発祥の経緯もあって主に米国で進められてきた。そして、ヘルスリテラシーの概念が、臨床分野と公衆衛生分野の両輪で発展していくにともなって、国際的な関心が高まっていく[46)47)]。日本でも2000年代後半以降、ヘルスリテラシーを評価するツールが相次いで翻訳、開発されている[48)〜55)]。

このような中、2007年、EUは、政策白書にヘルスリテラシーを盛り込んだ[56)]。この白書には、EUが保健・医療システムを持続可能とするために、ヘルスプロモーション（健康増進）に取り組むこと、その一環としてあらゆる世代のヘルスリテラシーの向上を促進することが述べられている。

この政策を受けて、EUにおけるヘルスリテラシー研究が本格化した。まず、EU諸

国のヘルスリテラシーレベルを評価するプロジェクトが発足した（European Health Literacy Survey; HLS-EU)[57]。プロジェクトの進行役を務めたのは，オランダの公衆衛生学者Sørensenである。

Sørensenらは，このプロジェクトに慎重に取り組んだ。最初の2年間をヘルスリテラシーのフレームワーク（概念枠組み）構築と，それに基づく新しいヘルスリテラシー評価ツールの開発にあてたのである。先に述べた通り，ヘルスリテラシーが指す内容は，研究者の立場によって多様に発展していた。Sørensenらは，こうした研究をくまなく調査することにより，包括的なヘルスリテラシー概念の構築を目指したのである。

こうして，文献のシステマティックレビューに基づく，包括的なヘルスリテラシーの概念枠組み（フレームワーク）が提案された（図2-1）。そこでは，ヘルスリテラシーは，健康情報の「入手」「理解」「評価」「活用」という4つの能力としてまとめられ，それらの能力を発揮する場として，「ヘルスケア」「疾病予防」「ヘルスプロモーション」の3つの領域が挙げられている[58]。

Sørensenらはさらに，過去に開発されたヘルスリテラシー評価ツールのレビューも行い[59]，その上で，新しい概念枠組みに基づくヘルスリテラシー評価ツール（European Health Literacy Survey Questionnaire; HLS-EU-Q47）を開発した[60]。本稿を執筆している2015年現在，ヨーロッパの8か国について，HLS-EU-Q47を用いた調査結果が公開されている[61) 62]。HLS-EU-Q47の翻訳版は，さらに多くの国々で作成されており[63]，日本においても日本語版の妥当化と，それを用いた調査結果が発表されている[55]。

また，アジアにおけるヘルスリテラシー調査の拠点も発足し，HLS-EU-Q47のアジア版を用いた調査が開始されつつある。2013年にSørensenら[64]の支援を受けながら，台湾医科大学のChang教授が中心となって，HLS-EUのアジア版となるHLS-Asiaプロ

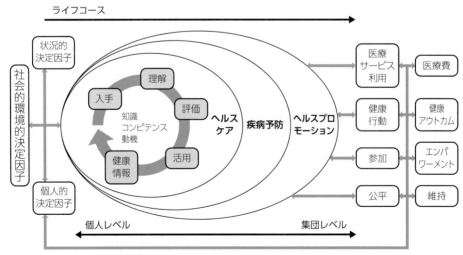

図2-1 ◆ ヘルスリテラシーの統合モデル

（文献58より）

ジェクトが立ち上げられ，台湾におけるパイロット調査実施とアジア各国の研究者への参加呼びかけを行った[65]。対象国は，台湾，日本[66]，韓国，シンガポール，ベトナム，カンボジア，インドネシア，カザフスタン，ラオス，マレーシア，モンゴル，ミャンマーなどである。

[②Osborneらの取り組み]

　Sørensenらのチームと時を同じくして，オーストラリアのOsborneらの研究チームも，ヘルスリテラシーの概念の整理と，包括的なヘルスリテラシー評価ツールの開発に取り組んでいた。Osborneらの取り組みの特色は，ワークショップやインタビューで患者の声を集め，患者の立場から，必要なヘルスリテラシーの要素を概念化したことである。

　Osborneらは，インタビューの回答に対して，「グラウンデッドセオリー」に基づく系統立った分析を行い，ヘルスリテラシーの要素を9つの領域に絞り込んだ。この中には，「医療者の指示を理解できる」など，機能的ヘルスリテラシーに相当する項目の他，「受診の際，付き添ってくれる人がいる」など，社会的サポートに関する項目も含まれている[67][68]。この9つの領域を基礎として，心理統計学的手法により，ヘルスリテラシーの評価ツール，Health Literacy Questionnaire（HLQ）が開発された。

　Osborneらの取り組みには，もう1つ特色がある。それは，HLQを，患者に対する評価というよりも，むしろ医療や保健のシステムに対する診断ツールとみなし，介入プログラムにつなげている点である。つまり，HLQによって患者が困難を感じている領域を特定した上で，システムの側を変えることによって，患者をサポートしようというのである。OPtimising HEalth LIterAcy（Ophelia）と名づけられたこの取り組み[69]は，すでにオーストラリアを越えて世界各地で試験的に運用されている[70][71]。

　ちなみに，Osborneは，SørensenらのHLS-EU-Q47の開発にも参画しており，両者の取り組みは協力的なものである[60]。

2 ヘルスリテラシー研究に残された課題

　このように，国際的かつ包括的に開花したヘルスリテラシー研究であるが，課題も多く残されている。

　最も基礎的な課題は，ヘルスリテラシーの評価ツールの整備である。ヘルスリテラシーの概念が拡大するのにともなって，評価ツールの内容とヘルスリテラシーの概念との不一致が指摘されるようになっている[72]~[74]。SørensenらやOsborneらの取り組みは，この課題に対する1つの解決策を示した。しかし，彼らの提唱したヘルスリテラシーの概念モデルはまだ新しく，多様なヘルスリテラシーをカバーしきれるのか，今後の評価を待つところである。

　また，HLS-EU-Q47とHLQは，いずれも回答者の自己判断に委ねる主観的な質問紙であるが，主観的評価は，自信や羞恥心などの影響を受け，テストの成績のような客観的指標とは必ずしも結果が一致しない可能性が指摘されている[75][76]。その点で，第3章で紹介するNVSやLipkusのような客観的な評価ツール（p.46参照）との併用により，さらなる検討が必要であろう。

最後に，ヘルスリテラシーは，個人が置かれた状況によって求められる能力が異なる，状況特異的な性質をもつ[45]。このため，包括的な評価ツールのみでニーズを満たすのは難しく，状況特異的な評価ツールの重要性も高い。現在開発されている様々な状況特異的評価ツールをどのように整理し，ヘルスリテラシーの知見を蓄積していくかも大きな課題である。

4 ヘルスリテラシー研究の今後に向けて

|1| ヘルスリテラシーの適用範囲の広がり

　ヘルスリテラシーの概念は，時代とともに変化しながら，様々な領域で注目され，取り入れられていった。当初は，ヘルスリテラシーの低さが健康アウトカムの悪さに関係するという，臨床上の「risk（リスク）」の側面が強調されていたが，最近は，健康教育を通してヘルスリテラシーを高め，健康増進につなげようという公衆衛生上の「asset（資産）」の側面が重視され[45]，ヘルスケアから疾病予防・ヘルスプロモーションまで，「縦」への広がりが見られる[58) 77)]。

　一方，ヘルスリテラシーの評価ツールの変遷を見ると，1991年にREALM，1995年にTOFHLAが発表されてから，様々な視点で，様々な尺度が開発されている[59) 72) 73) 78) 79)]。当初は，疾患・状況を限定しない包括的な評価ツールが中心であったが，次第に疾患・状況に特異的な評価ツールが増えており，「横」への広がりが見られる。

　ヘルスリテラシーの広がりを表す資料として，疾患・状況に特異的なヘルスリテラシー・ニュメラシーの評価ツールに関して文献レビューを行い，その概要を示した（**表2-2，表2-3**）。PubMedと医学中央雑誌に収載された2014年までに発表された論文から，成人を対象として，スコアを計算でき，妥当性を検証されたものを抽出した[80)〜107)]。

　ヘルスケアの領域では，治療遵守が重要になる「糖尿病」，疾病予防の領域では，検診や予防接種が重要になる「がん」，ヘルスプロモーションの領域では，表示内容の理解が求められる「栄養」が特に多く見受けられた。また，精神科疾患に関する評価ツールは他とは異なり，ビネット（模擬症例）を提示し，考え得る原因と対処法を尋ねる実践的な内容となっていた。

　このように，ヘルスリテラシーの適用範囲は「縦横」に広がり，今後さらに拡大すると予想される。しかし，ヘルスリテラシーは，未だ統一的な定義が定められておらず，概念モデルが明確に示されていない。そのため，評価ツールの開発も，研究者の関心に応じて様々な概念枠組みで行われているのが実情である。

　今後さらにヘルスリテラシーについて追究するために，概念モデルを明示して，比較可能な評価ツールを確立することが重要な課題である[45) 58) 72)]。

表2-2 ◆ 疾患・状況に特異的なヘルスリテラシーの評価ツール（2014年までに発表されたもの）

ツール 筆頭著者, 発表年, 国	対象 （領域）	方法 質問数	評価	能力 人手	能力 理解	能力 評価	能力 活用	知識	認識	備考	文献
Literacy Assessment for Diabetes (LAD) Nath CR, 2001, 米国	糖尿病 （ヘルスケア）	面接 60問	客観	○						REALMを参考に単語リストを提示	80
Nutritional Literacy Scale (NLS) Diamond JJ, 2007, 米国	栄養 （疾病予防）	自記 28問	客観		○					S-TOFHLAを参考	81
Functional, Communicative, and Critical Health Literacy Ishikawa H, 2008, 日本	糖尿病 （ヘルスケア）	自記 14問	主観	○	○		○				82
Oral Health Literacy Instrument (OHLI) Sabbahi DA, 2009, カナダ	歯科疾患 （ヘルスケア）	自記 57問	客観		○※		○			TOFHLAを参考に処方ラベルなどを提示	83
Brief Estimate Health Knowledge and Action-HIV (BEHKA-HIV) Osborn CY, 2010, 米国	エイズ （ヘルスケア）	面接 8問	主観					○			84
Parental Health Literacy Activities Test (PHLAT) Kumar D, 2010, 米国	乳児ケア （ヘルスプロモーション）	自記 20問	客観		○※		○			商品説明書などを提示	85
Intellectual Disability Literacy Scale (IDLS) Scior K, 2011, 英国	知的障害 （公衆衛生）	面接 10問	客観					○		ビネットを提示	86
Diabetes-specific Health Literacy Yamashita K, 2011, 米国	糖尿病 （ヘルスケア）	自記 10問	主観				○	○			87
Healthy Eating Literacy (HEL) 高泉, 2012, 日本	栄養 （ヘルスプロモーション）	自記 5問	主観	○							88
Cancer Message Literacy Tests (CMLT) -Listening Mazor KM, 2012, 米国	がん （疾病予防）	PC 48問	客観				○			伝達事項（録音）を提示	89
Cancer Message Literacy Tests (CMLT) -Reading Mazor KM, 2012, 米国	がん （疾病予防）	自記 23問	客観				○			伝達事項文書を提示	89
Assessment of Colon Cancer Literacy (ACCL) Pendlimari R, 2012, 米国	大腸がん （疾病予防）	自記 10問	客観					○			90
Cancer Literacy Score (CLS) Diviani N, 2012, スイス	がん （疾病予防）	面接 37問	客観			○		○			91
High Blood Pressure-focused Health Literacy Scale (HBP-HLS) Kim MT, 2012, 米国（韓国系）	高血圧 （疾病予防）	面接 43問	客観		○※		○			REALM, TOFHLA, NVSを参考に単語リスト、処方ラベル、栄養表示を提示	92
TALKDOC Helitzer D, 2012, 米国	子宮頚がん （疾病予防）	PC 38問	客観				○		○	会話（録音）を提示	93
Chinese Health Literacy Scale for Diabetes (CHLSD) Leung AY, 2012, 香港	糖尿病 （ヘルスケア）	面接 34問	客観		○	○	○			TOFHLAを参考	94
Chinese Health Literacy Scale for Chronic Care (CHLCC) Leung AY, 2013, 香港	慢性疾患 （ヘルスケア）	面接 24問	客観		○	○	○			TOFHLAを参考	95

表2-3 ◆ 疾患・状況に特異的なヘルスニュメラシーの評価ツール（2014年までに発表されたもの）

ツール 筆頭著者, 発表年, 国	対象 （領域）	方法 質問数	評価	文献
Asthma Numeracy Questionnaire (ANQ) Apter AJ, 2006, 米国	喘息 （ヘルスケア）	面接 4問	客観	106
Diabetes Numeracy Test (DNT) Huizinga MM, 2008, 米国	糖尿病 （ヘルスケア）	面接 43問	客観	107

ツール 筆頭著者, 発表年, 国	対象 （領域）	方法 質問数	評価	能力 入手	理解	評価	活用	知識	認識	備考	文献
HIV-related Health Literacy Scale (HIV-HL) Ownby RL, 2013, 米国	エイズ （ヘルスケア）	PC 20問	客観	○※				○		TOFHLAを参考に処方ラベルなどを提示 会話（ビデオ）を提示	96
Nutrition Literacy Assessment Instrument (NLAI) Gibbs H, 2013, 米国	栄養 （ヘルスプロモーション）	面接 40問	客観	○※			○	○			97
Cervical Cancer Literacy Assessment Tool (C-CLAT) Williams KP, 2013, 米国	子宮頸がん （疾病予防）	面接 12問	客観				○	○	○		98
Breast Cancer Literacy Assessment Tool (Breast-CLAT) Williams KP, 2013, 米国	乳がん （疾病予防）	面接 16問	客観				○	○	○		99
性成熟期女性のヘルスリテラシー 河田, 2014, 日本	女性の健康 （ヘルスプロモーション）	自記 21問	主観	○		○	○	○	○		100
Mental Health Literacy Scale Reavley NJ, 2014, オーストラリア	精神疾患 （公衆衛生）	面接 5-12問	客観				○	○	○	疾患別ピーネット（うつ病, 統合失調症, 社会不安障害, PTSD）を提示	101
Health Literacy in Dentistry Scale (HeLD) Jones K, 2014, オーストラリア	歯科疾患 （ヘルスケア, 疾病予防, ヘルスプロモーション）	自記 29問	主観	○	○	○	○		○	HeLMSを参考	102
Medication Health Literacy Stilley CS, 2014, 米国	薬剤処方 （ヘルスケア）	面接 6問	客観		○※		○			NVSを参考に処方ラベルを提示	103
Cancer Health Literacy Test (CHLT-30) Dumenci L, 2014, 米国	がん （ヘルスケア）	PC 30問	客観		○※		○				104
Assessment of Health Literacy in Cancer Screening (AHL-C) Han HR, 2014, 米国(韓国系)	婦人科がん検診 （疾病予防）	面接 28問	客観		○※		○	○		REALM, TOFHLA, NVSを参考に単語リスト, 栄養表示を提示	105

※ニュメラシーを含む

REALM：Rapid Estimate of Adult Health Literacy in Medicine, TOFHLA：Test of Functional Health Literacy in Adults, NVS：Newest Vital Sign, HeLMS：Health Literacy Measurement Scale

コラム 2-1　妊孕性（にんようせい）のリテラシー尺度の開発

　わが国では，晩婚化の進行にともない，2011年に母親の第一子出生年齢の平均が30歳を超えた。以降も引き続き上昇傾向にあり，35歳以上での出生の割合も，2013年には26.9％と，10年間で倍増している。

　晩産化の要因として，女性の高学歴化および就業の増加と長期化，男性の雇用の減少，社会通念や価値観の変化等が挙げられ，様々なワークライフバランス施策や子育て支援施策が講じられてきた。

　しかし，近年，同様の課題を抱える先進諸国では，「妊孕性（妊娠しやすさ）」に関する知識の低さが，適切なライフプランを妨げ，晩産化や不妊症を引き起こしている可能性について指摘されている。

　スウェーデンの男女学生を対象とした質問紙調査では，参加者のほぼ全員が，「いつか子どもをもちたい」と考えているにもかかわらず，多くが妊娠成立の確率や加齢にともなう妊孕性の低下について楽観的な考えをもち，半数以上もの女性が，一番下の子どもを35歳〜44歳で出産するつもりでいることが報告された[108]。その後も欧米各国で同様の調査が行われ，人々の妊孕性に関する知識が不正確で，特に加齢にともなう妊孕性の低下について楽観的であるとの結果が示されている。

　このような妊孕性知識に関する調査では，多くが独自の質問票を使用しており，比較的広く使用されている尺度（Lampicらのthe Swedish Fertility Awareness Questionnaireや，Danilukらのthe Fertility Awareness Survey）でも，妥当性・信頼性に関する検討はほとんどなされていないが，「カーディフ妊孕性知識尺度」（the Cardiff Fertility Knowledge Scale; CFKS）は唯一，妥当性・信頼性が認められた尺度である。「妊孕性の事実」「リスク」「迷信にかかわる知識」を測定する13項目から成り，回答者はすべての項目について，それぞれ「正しい」「間違い」「わからない」の3択で回答する。正解は1点，不正解もしくは「わからない」と回答した場合は0点を獲得し，その合計を13点満点中のパーセント表示した得点で報告する。

　CFKSは，日本を含む79か国での妊孕性知識の国際比較調査[109]で用いられた尺度である。日本からの参加者の知識レベルは，先進国中最低（妊娠を希望する男女で平均34点）で，この調査結果は国の「少子化社会対策大綱」において，妊孕性知識が数値目標として盛り込まれる根拠となっている。「2020年には70点」という高い目標が掲げられているが，2013年に実施したわが国の妊孕性知識調査[110]によれば，日本人の妊孕性知識は，国際比較調査時点よりは改善した可能性があるものの，依然として低かった（平均53点）。同調査では，多くの人が，学校教育からではなくマスメディアやインターネットを通じて妊孕性について学んでいたことも明らかになった。

　人々が妊娠・出産（家族形成）に際して「十分知らされた上での意思決定」を行うには，妊孕性に関するリテラシーの向上が必要である。断片的な情報提供となりやすいメディアのみに頼ることなく，学校教育や地域社会を通じて多面的に啓発活動を推進していく必要があるだろう。

|2| わが国のヘルスリテラシー研究の広がりに関する一考

　ヘルスリテラシーの概念モデルの多くは，歴史的に欧米で先行して研究され発展してきた。したがって，その評価ツールは欧米の言語的特性や文化的・制度的な背景の制約の下で開発されたものも多く，評価ツールを他言語に翻訳して利用する際には，その解釈に特段の考慮が必要である。そのまま他言語にも援用できると考えるのは不適切であり，言語や文化・制度の多様性に留意した解釈が必要である。

　例えば，スペイン語を話す米国ヒスパニック（ラティーノ）において，識字能力と実際の理解（読解）力との間の乖離が知られている。REALM等の識字能力尺度の多くは，単語発音テストであり，発音できればそれ相当の理解力をもつことが仮定されている。しかし，スペイン語の特徴として音素・表記一致性（phoneme-grapheme correspondenceまたはsound-to-mark：音素がそのまま表記と同じ言語特性。この場合，単語の意味を理解できていなくても発音できてしまう。そのため，発音できることがリテラシー尺度の基本となっているREALMのような評価ツールは利用できない）があるため，スペイン語は単語発音が容易であり，単語発音テストだけでは適切な理解力の評価とならない[111]。このことは，TOFHLAではスペイン語版があるが，REALMではスペイン語版が開発されていないこととも無縁ではない。

　さらに，そのTOFHLAもback-translation法でスペイン語版が開発されているが，短縮版S-TOHFLAにおいて，英語版とスペイン語版の心理的特性に有意差が認められ，2つの言語を話す対象者間で単純に比較できないことが問題となっている[112]。なお，このスペイン語の課題を解決した評価ツールに，SAHLSAおよびSAHLS&E[113]などがある。

　日本語のひらがなやカタカナにも音素・表記一致性があり，さらに文化的・制度的に異なるわが国におけるヘルスリテラシー評価の解釈や国際的な比較には，十分な配慮が必要である[114]（特に，客観的なヘルスリテラシー評価ツールの開発およびその結果の解釈には注意が必要である）。

　本章では，ヘルスリテラシー研究の歴史と広がりを説明した。わが国ではこれまで，非識字率も低く，ヘルスリテラシーの課題は少ないと考えられてきた。しかしながら，最近の調査[55]では予想と異なる報告もなされており，楽観はできない。また，わが国を取り巻く情勢も大きく変化している。高齢化の進展，情報技術の高度化，教育格差の拡大，外国人居住者の増加，医療システムの改変など，わが国のヘルスリテラシーに影響する喫緊の課題も多くなってきている。

　わが国においても，ヘルスリテラシーとその周辺課題について，一層の検討が進められていくことを期待したい。

（杉森裕樹，岡本雅子，須賀万智，前田恵理）

引用・参考文献

1) Antonovsky, A., Social class, life expectancy and overall mortality. Milbank Mem Fund Q.,1967;45 (2) :31-

73.
2) Lalonde, M., A new perspective on the health of Canadians. A working document, G.o. Canada, Editor.1974:Ottawa.
3) Scott, C.R., Health literacy:communication for the public good. Health Promotion International 2001;16 (2) :207-14.
4) Simonds, S., Health Education as Social Policy. Health Education Monograph 1974: 1 –25.
5) Rudd, R.E., B.A. Moeykens, and T.C. Colton, Health and literacy: a review of medical and public health in Review of Adult Learning and Literacy.2000, Jossey-Bass, Inc.,:New York.
6) Doak, C.C., L.G. Doak, and J.H. Root, Teaching Patients with Low Literacy Skills. 1985:Lippincott Williams and Wilkins.
7) Davis, T.C., M.A. Crouch, G. Wills, S. Miller, and D.M. Abdehou, The gap between patient reading comprehension and the readability of patient education materials. J Fam Pract 1990;31 (5) :533-8.
8) Parikh, N.S., R.M. Parker, J.R. Nurss, D.W. Baker, and M.V. Williams, Shame and health literacy: the unspoken connection. Patient Educ Couns 1996;27 (1) :33-9.
9) Davis, T.C., M.A. Crouch, S.W. Long, R.H. Jackson, P. Bates, R.B. George, and L.E. Bairnsfather, Rapid assessment of literacy levels of adult primary care patients. Fam Med 1991;23 (6) :433-5.
10) William, S.G., The teaching of reading and writing: an international survey. 1956,UNESCO:Paris.
11) Kirsch, I.S., A. Jungeblut, L. Jenkins, and A. Kolstad, Adult Literacy in America: A First Look at the Results of the National Adult Literacy Survey., N.C.f.E.S. Department of Education, Editor.1993,Department of Education, National Center for Education Statistics:Washington, DC:U.S.
12) Parker, R.M., D.W. Baker, M.V. Williams, and J.R. Nurss, The test of functional health literacy in adults: a new instrument for measuring patients' literacy skills. J Gen Intern Med 1995;10 (10) :537-41.
13) Ad Hoc Committee on Health Literacy for the Council on Scientific Affairs, A.M.A., Health Literacy: Report of the Council on Scientific Affairs. Journal of the American Medical Association 1999.
14) Nutbeam, D., Health Promotion Glossary. Health Promotion International 1998;13:349-64.
15) WHO, Jakarta Declaration on Leading Health Promotion into the 21st Century, W.H. Organization, Editor.1997:Geneva.
16) Nutbeam, D. and I. Kickbusch, Advancing health literacy: a global challenge for the 21st century. Health Promotion International 2000;15 (3) :183-4.
17) Services, U.S.D.o.H.a.H., Healthy people 2010:Understanding and improving health (2nd ed.). 2000, U.S. Government Printing Office.:Washington, DC.
18) Rudd, R.E., Health Literacy: An Update of Medical and Public Health Literature. 2007.
19) Rudd, R.E., Kirsch, I., & Yamamoto, K., Literacy and health in america. 2004, Educational Testing Service.:Princeton, NJ:.
20) Berkman, N., D. Dewalt, M. Pignone, S. Sheridan, K. Lohr, L. Lux, S. Sutton, T. Swinson, and A. Bonito, Literacy and health outcomes AHRQ Evidence Report Summaries. 2004: 1 –8.
21) Medicine, I.o., Health literacy: A prescription to end confusion. 2004, National Academies Press:Washington, DC.
22) Reyna, V.F., W.L. Nelson, P.K. Han, and N.F. Dieckmann, How numeracy influences risk comprehension and medical decision making. Psychological Bulletin 2009;135 (6) :943-73.
23) Kahneman, D. and A. Tversky, Prospect Theory: An Analysis of Decision under Risk. Econometrica 1979;47 (2) :263-92.
24) Tversky, A. and D. Kahneman, Advances in Prospect Theory:Cumulative Representation of Uncertainty. Journal of Risk and Uncertainty 1992; 5 :297-323.
25) Slovic, P., The Perception of Risk. 2000, London: Routledge.
26) Schwartz, L.M., S. Woloshin, W.C. Black, and H.G. Welch, The role of numeracy in understanding the benefit of screening mammography. Ann Intern Med 1997;127 (11) :966-72.
27) Lipkus, I.M., G. Samsa, and B.K. Rimer, General performance on a numeracy scale among highly educated samples. Med Decis Making 2001;21 (1) :37-44.

28) Lipkus, I.M., Numeric, verbal, and visual formats of conveying health risks: suggested best practices and future recommendations. Med Decis Making 2007;27 (5) :696-713.
29) Aleksandr, S. and P. Ellen, Cognitive reflection vs. calculation in decision making. Frontiers in Psychology 2015; 6 :532.
30) Richard, T.G., T.M. Andrew, J.L. Margaret, R.C. Christopher, S.G. Melody, and A.K. Kimberly, Does Numeracy Correlate With Measures of Health Literacy in the Emergency Department? Academic Emergency Medicine 2014;21 (2) :147-53.
31) Carreiras, M., P.J. Monahan, M. Lizarazu, J.A. Dunabeitia, and N. Molinaro, Numbers are not like words: Different pathways for literacy and numeracy. NeuroImage 2015;118:79-89.
32) Nelson, W., V.F. Reyna, A. Fagerlin, I. Lipkus, and E. Peters, Clinical implications of numeracy: theory and practice. Ann Behav Med 2008;35 (3) :261-74.
33) Schapira, M.M., K.E. Fletcher, P.S. Ganschow, C.M. Walker, B. Tyler, S. Del Pozo, C. Schauer, and E.A. Jacobs, The meaning of numbers in health: exploring health numeracy in a Mexican-American population. J Gen Intern Med 2011;26 (7) :705-11.
34) Levy, H., P.A. Ubel, A.J. Dillard, D.R. Weir, and A. Fagerlin, Health numeracy: the importance of domain in assessing numeracy. Med Decis Making 2014;34 (1) :107-15.
35) Nutbeam, D., Health literacy as a public health goal: a challenge for contemporary health education and communication strategies into the 21st century Health Promot. Int 2000;15 (3) :259-67.
36) Tones, K., Health literacy: new wine in old bottles? Health Educ Res 2002;17 (3) :287-90.
37) Christina, Z., P. Andrew, and S.G. David, Understanding health literacy: an expanded model. Health Promotion International 2005;20 (2) :195-203.
38) Jennifer, A.M., Health literacy and adolescents: a framework and agenda for future research. Health Education Research 2008;23 (5) :840-7.
39) Pleasant, A. and S. Kuruvilla, A tale of two health literacies: public health and clinical approaches to health literacy. Health Promot Int 2008;23 (2) :152-9.
40) Lee, S.Y., A.M. Arozullah, and Y.I. Cho, Health literacy, social support, and health: a research agenda. Soc Sci Med 2004;58 (7) :1309-21.
41) Carolyn, S., Health literacy: concept analysis. Journal of Advanced Nursing 2005;50 (6) :633-40.
42) David, W.B., The Meaning and the Measure of Health Literacy. Journal of General Internal Medicine 2006;21 (8) :878-83.
43) Paasche-Orlow, M.K. and M.S. Wolf, The causal pathways linking health literacy to health outcomes. Am J Health Behav 2007;31 Suppl 1 :S19-26.
44) Josephine, M.M., Health literacy: A concept/dimensional analysis. Nursing & Health Sciences 2008;10 (3) :248-55.
45) Nutbeam, D., The evolving concept of health literacy. Social science & medicine 2008;67 (12) :2072-8.
46) Paasche-Orlow, M.K., K. McCaffery, and M.S. Wolf, Bridging the international divide for health literacy research. Patient Educ Couns 2009;75 (3) :293-4.
47) United Nations, E. and Social, Health Literacy and the Millennium Development Goals: United Nations Economic and Social Council (ECOSOC) Regional Meeting Background Paper (Abstracted). Journal of Health Communication 2010;15 (sup2) :211223.
48) Tokuda, Y., N. Doba, J.P. Butler, and M.K. Paasche-Orlow, Health literacy and physical and psychological wellbeing in Japanese adults. Patient Educ Couns 2009;75 (3) :411-7.
49) Tokuda, Y., T. Okubo, H. Yanai, N. Doba, and M.K. Paasche-Orlow, Development and validation of a 15-item Japanese Health Knowledge Test. J Epidemiol 2010;20 (4) :319-28.
50) Ishikawa, H., K. Nomura, M. Sato, and E. Yano, Developing a measure of communicative and critical health literacy: a pilot study of Japanese office workers. Health Promotion International 2008;23 (3) :269-74.
51) Takahashi, Y., M. Sakai, T. Fukui, and T. Shimbo, Measuring the ability to interpret medical information among the Japanese public and the relationship with inappropriate purchasing attitudes of health-related

goods. Asia Pac J Public Health 2011;23 (3) :386-98.
52) Okamoto, M., Y. Kyutoku, M. Sawada, L. Clowney, E. Watanabe, I. Dan, and K. Kawamoto, Health numeracy in Japan: measures of basic numeracy account for framing bias in a highly numerate population. BMC Med Inform Decis Mak 2012;12:104.
53) Suka, M., T. Odajima, M. Kasai, A. Igarashi, H. Ishikawa, M. Kusama, T. Nakayama, M. Sumitani, and H. Sugimori, The 14-item health literacy scale for Japanese adults (HLS-14). Environmental health and preventive medicine 2013.
54) Kogure, T., M. Sumitani, M. Suka, H. Ishikawa, T. Odajima, A. Igarashi, M. Kusama, M. Okamoto, H. Sugimori, and K. Kawahara, Validity and reliability of the Japanese version of the Newest Vital Sign: a preliminary study. PLoS One 2014; 9 (4) :e94582.
55) Nakayama, K., W. Osaka, T. Togari, H. Ishikawa, Y. Yonekura, A. Sekido, and M. Matsumoto, Comprehensive health literacy in Japan is lower than in Europe: a validated Japanese-language assessment of health literacy. BMC Public Health 2015;15:505.
56) EuropeanCommission, Together for health: a strategic approach for the EU 2008-2013. 2007:Brussels.
57) HLS-EUConsortium, The European health literacy project grant agreement 2007-113. 2008, European Agency for Health and Consumers:Luxembourg.
58) Sørensen, K., S.V.d. Broucke, J. Fullam, G. Doyle, J. Pelikan, Z. Slonska, H. Brand, and HLS-EU Consortium Health Literacy Project European, Health literacy and public health: A systematic review and integration of definitions and models. BMC Public Health 2012;12 (1) :80.
59) Jolie, N.H., A.V. Melissa, A.M. Lauren, S. Kristine, and K.P.-O. Michael, Health Literacy Measurement: An Inventory and Descriptive Summary of 51 Instruments. Journal of Health Communication 2014;19 (sup2) :302-33.
60) Sorensen, K., S. Van den Broucke, J.M. Pelikan, J. Fullam, G. Doyle, Z. Slonska, B. Kondilis, V. Stoffels, R.H. Osborne, and H. Brand, Measuring health literacy in populations: illuminating the design and development process of the European Health Literacy Survey Questionnaire (HLS-EU-Q). BMC Public Health 2013;13:948.
61) Sørensenm, K., J.M. Pelikan, F. Röthlin, K. Ganahl, Z. Slonska, G. Doyle, J. Fullam, B. Kondilis, D. Agrafiotis, E. Uiters, M. Falcon, M. Mensing, K. Tchamov, S.v.d. Broucke, and H. Brand, Health literacy in Europe: comparative results of the European health literacy survey (HLS-EU). The European Journal of Public Health 2015.
62) WHO Regional Office for Europe, Health literacy: The solid facts. 2013, World Health Organization Regional Office for Europe.
63) Pleasant, A. and A. Tucson, Appendix AHealth Literacy Around the World: Part 1 Health Literacy Efforts Outside of the United States, in Health Literacy: Improving Health, Health Systems, and Health Policy Around the World: Workshop Summary. 2013, Institute of Medicine.
64) Maastricht UniversityのKristine Sørensenの他、Stephan Van Den Brouke、Diane Levin-Zamir、Jürgen PelikanらのIUHPEの国際作業部会メンバーが支援している。Chang教授もその一人である。(www.iuhpe.org)
65) http://ahls-asia.org/index.php
66) わが国では、本書著者ら（杉森裕樹、石川ひろのら）がExecutive Board memberとして参加している。
67) Joanne, E.J., B. Rachelle, and H.O. Richard, Conceptualising health literacy from the patient perspective. Patient education and counseling 2009;79 (1) :36-42.
68) Osborne, R., H., R. Batterham, W., G. Elsworth, R., M. Hawkins, and R. Buchbinder, The grounded psychometric development and initial validation of the Health Literacy Questionnaire (HLQ). BMC Public Health 2013;13 (1) :658.
69) Batterham, R., W., R. Buchbinder, A. Beauchamp, S. Dodson, G. Elsworth, R, and R. Osborne, H, The OPtimising HEalth LIterAcy (Ophelia) process: study protocol for using health literacy profiling and community engagement to create and implement health reform. BMC Public Health 2014;14 (1) :694.
70) Trisha, G., Health literacy: towards system level solutions. BMJ 2015:350.

71) Dodson, S., S. Good, and R. Osborne, Health literacy toolkit for low- and middle-income countries: a series of information sheets to empower communities and strengthen health systems., W.R.O.f.S.-E. Asia, Editor. 2015, World Health Organization, Regional Office for South-East Asia:New Delhi.

72) Jordan, J.E., R.H. Osborne, and R. Buchbinder, Critical appraisal of health literacy indices revealed variable underlying constructs, narrow content and psychometric weaknesses. J Clin Epidemiol 2011;64 (4) :366-79.

73) Sibel Vildan, A., F. Isabelle, K.-F. Sibylle, and S. Stephanie, The evolution of health literacy assessment tools: a systematic review. BMC Public Health 2014;14 (1) :1207.

74) Diana, G., K. Amanda, D.-S. Virginia, and T. Guinever, A critical review of population health literacy assessment. BMC Public Health 2015;15 (1) :215.

75) Kiechle, E., S, S.C. Bailey, L. Hedlund, A , A. Viera, J, and S. Sheridan, L, Different Measures, Different Outcomes? A Systematic Review of Performance-Based versus Self-Reported Measures of Health Literacy and Numeracy. Journal of General Internal Medicine, 2015.

76) Andrew, P., Advancing Health Literacy Measurement: A Pathway to Better Health and Health System Performance. Journal of Health Communication 2014;19 (12) :1481-96.

77) Frisch, A.L., L. Camerini, N. Diviani, and P.J. Schulz, Defining and measuring health literacy: how can we profit from other literacy domains? Health Promot Int 2012;27 (1) :117-26.

78) O. Neill, B., D. Goncalves, I. Ricci-Cabello, S. Ziebland, and J. Valderas, An overview of self-administered health literacy instruments. PLoS One 2014; 9 (12) :e109110.

79) McCormack, L., J. Haun, K. Sorensen, and M. Valerio, Recommendations for advancing health literacy measurement. J Health Commun 2013;18 Suppl 1 : 9 -14.

80) Nath, C.R., S.T. Sylvester, V. Yasek, and E. Gunel, Development and validation of a literacy assessment tool for persons with diabetes. Diabetes Educ 2001;27 (6) :857-64.

81) Diamond, J.J., Development of a reliable and construct valid measure of nutritional literacy in adults. Nutr J 2007; 6 :5.

82) Ishikawa, H., T. Takeuchi, and E. Yano, Measuring functional, communicative, and critical health literacy among diabetic patients. Diabetes Care 2008;31 (5) :874-9.

83) Sabbahi, D.A., H.P. Lawrence, H. Limeback, and I. Rootman, Development and evaluation of an oral health literacy instrument for adults. Community Dent Oral Epidemiol 2009;37 (5) :451-62.

84) Osborn, C.Y., T.C. Davis, S.C. Bailey, and M.S. Wolf, Health literacy in the context of HIV treatment: introducing the Brief Estimate of Health Knowledge and Action (BEHKA)-HIV version. AIDS Behav 2010;14 (1) :181-8.

85) Kumar, D., L. Sanders, E.M. Perrin, N. Lokker, B. Patterson, V. Gunn, J. Finkle, V. Franco, L. Choi, and R.L. Rothman, Parental understanding of infant health information: health literacy, numeracy, and the Parental Health Literacy Activities Test (PHLAT). Acad Pediatr 2010;10 (5) :309-16.

86) Scior, K. and A. Furnham, Development and validation of the Intellectual Disability Literacy Scale for assessment of knowledge, beliefs and attitudes to intellectual disability. Res Dev Disabil 2011;32 (5) :1530-41.

87) Yamashita, T. and C.S. Kart, Is diabetes-specific health literacy associated with diabetes-related outcomes in older adults? J Diabetes 2011; 3 (2) :138-46.

88) 高泉佳苗, 原田和弘, 柴田愛, 中村好男, 健康的な食生活リテラシー尺度の信頼性および妥当性:インターネット調査による検討. 日本健康教育学会誌 2012;20 (1) :30-40.

89) Mazor, K.M., H.J. Rogers, A.E. Williams, D.W. Roblin, B. Gaglio, T.S. Field, S.M. Greene, P.K. Han, and M.E. Costanza, The Cancer Message Literacy Tests: psychometric analyses and validity studies. Patient Educ Couns 2012;89 (1) :69-75.

90) Pendlimari, R., S.D. Holubar, J.P. Hassinger, and R.R. Cima, Assessment of Colon Cancer Literacy in screening colonoscopy patients: a validation study. J Surg Res 2012;175 (2) :221-6.

91) Diviani, N. and P.J. Schulz, First insights on the validity of the concept of Cancer Literacy: a test in a sample of Ticino (Switzerland) residents. Patient Educ Couns 2012;87 (2) :152-9.

92) Kim, M.T., H.J. Song, H.R. Han, Y. Song, S. Nam, T.H. Nguyen, H.C. Lee, and K.B. Kim, Development and validation of the high blood pressure-focused health literacy scale. Patient Educ Couns 2012;87 (2) :165-70.

93) Helitzer, D., C. Hollis, M. Sanders, and S. Roybal, Addressing the "other" health literacy competencies--knowledge, dispositions, and oral/aural communication: development of TALKDOC, an intervention assessment tool. J Health Commun 2012;17 Suppl 3 :160-75.

94) Leung, A.Y., V.W. Lou, M.K. Cheung, S.S. Chan, and I. Chi, Development and validation of Chinese Health Literacy Scale for Diabetes. J Clin Nurs 2013;22 (15-16) :2090-9.

95) Leung, A.Y., M.K. Cheung, V.W. Lou, F.H. Chan, C.K. Ho, T.L. Do, S.S. Chan, and I. Chi, Development and validation of the Chinese Health Literacy Scale for Chronic Care. J Health Commun 2013;18 Suppl 1 :205-22.

96) Ownby, R.L., D. Waldrop-Valverde, P. Hardigan, J. Caballero, R. Jacobs, and A. Acevedo, Development and validation of a brief computer-administered HIV-Related Health Literacy Scale (HIV-HL). AIDS Behav 2013;17 (2) :710-8.

97) Gibbs, H. and K. Chapman-Novakofski, Establishing content validity for the Nutrition Literacy Assessment Instrument. Prev Chronic Dis 2013;10:E109.

98) Williams, K.P. and T.N. Templin, Bringing the real world to psychometric evaluation of cervical cancer literacy assessments with Black, Latina, and Arab women in real-world settings. J Cancer Educ 2013;28 (4) :738-43.

99) Williams, K.P., T.N. Templin, and R.D. Hines, Answering the call: a tool that measures functional breast cancer literacy. J Health Commun 2013;18 (11) :1310-25.

100) 河田志帆, 畑下博世, 金城八津子, 性成熟期女性のヘルスリテラシー尺度の開発 女性労働者を対象とした信頼性・妥当性の検討. 日本公衆衛生雑誌 2014;61 (4) :189-96.

101) Reavley, N.J., A.J. Morgan, and A.F. Jorm, Development of scales to assess mental health literacy relating to recognition of and interventions for depression, anxiety disorders and schizophrenia/psychosis. Aust N Z J Psychiatry 2014;48 (1) :61-9.

102) Jones, K., E. Parker, H. Mills, D. Brennan, and L.M. Jamieson, Development and psychometric validation of a Health Literacy in Dentistry scale (HeLD). Community Dent Health 2014;31 (1) :37-43.

103) Stilley, C.S., L. Terhorst, W.B. Flynn, R.M. Fiore, and E.D. Stimer, Medication health literacy measure: development and psychometric properties. J Nurs Meas 2014;22 (2) :213-22.

104) Dumenci, L., R. Matsuyama, D.L. Riddle, L.A. Cartwright, R.A. Perera, H. Chung, and L.A. Siminoff, Measurement of cancer health literacy and identification of patients with limited cancer health literacy. J Health Commun 2014;19 Suppl 2 :205-24.

105) Han, H.R., B. Huh, M.T. Kim, J. Kim, and T. Nguyen, Development and validation of the assessment of health literacy in breast and cervical cancer screening. J Health Commun 2014;19 Suppl 2 :267-84.

106) Apter, A.J., J. Cheng, D. Small, I.M. Bennett, C. Albert, D.G. Fein, M. George, and S. Van Horne, Asthma numeracy skill and health literacy. J Asthma 2006;43 (9) : 705-10.

107) Huizinga, M.M., T.A. Elasy, K.A. Wallston, K. Cavanaugh, D. Davis, R.P. Gregory, L.S. Fuchs, R. Malone, A. Cherrington, D.A. Dewalt, J. Buse, M. Pignone, and R.L. Rothman, Development and validation of the Diabetes Numeracy Test (DNT). BMC Health Serv Res 2008; 8 :96.

108) Lampic et al., Fertility awareness, intentions concerning childbearing, and attitudes towards parenthood among female and male academics. Human Reproduction 2006;21 (2) :558–64.

109) Bunting et al., Fertility knowledge and beliefs about fertility treatment: findings from the International Fertility Decision-making Study. Human Reproduction 2013;28 (2) :385–97.

110) Maeda E, Sugimori H, Nakamura F, Kobayashi Y, Green J, Suka M, Okamoto M, Boivin J, Saito H, A cross sectional study on fertility knowledge in Japan, measured with the Japanese version of Cardiff Fertility Knowledge Scale (CFKS-J). Reproductive Health 2015,12:10.

111) Nurss JR, Baker DW, David TC, Parker RM, Williams MV. Difficulties in Functional Health Literacy Screening in Spanish-Speaking Adults. Journal of Reading 1995;38:632–7.

112) Aguirre AC, Ebrahim N, Shea JA. Performance of the English and Spanish S-TOFHLA among publicly

insured Medicaid and Medicare patients. Patient Educ Couns 2005;56 (3) :332-9.
113) Lee SY, Stucky BD, Lee JY, Rozier RG, Bender DE. Health Serv Res 2010; 45 (4) :1105–20.
114) 杉森裕樹.「教育の不平等と健康」.川上憲人・小林廉毅・橋本英樹（編）『社会格差と健康：社会疫学からのアプローチ』東京大学出版会, 2006,pp.105-26.

第 3 章

ヘルスリテラシーの評価法

1 ヘルスリテラシーの評価の視点

|1| 概念の定義から測定へ

　第1章に述べられているように，ヘルスリテラシーの概念は「読み書き」としてのリテラシーから次第に進化しており，その定義については今なお議論が継続しているところでもある。

　ヘルスリテラシーに限らず，このような目に見えない概念を「測る」場合，その定義自体が，測定や評価指標の重要な基準となる。そのため，ヘルスリテラシーの評価についても，その定義とともに，評価の方法や内容，領域などについて議論され，数多くの評価ツールが開発されてきた[1)2)]。

　本章では，どのような場合に，どのような評価方法を用いるのがよいかを考えるための視点を整理するとともに，現時点で日本語での使用が可能なものを中心に，様々なヘルスリテラシーの評価ツールを紹介する。

|2|「何を」評価するのか

　ヘルスリテラシーの定義の中で，ヘルスリテラシーを構成するスキルや能力として，読み書き（文章の読み取り・理解，文章の記述・記録），計算，口頭でのコミュニケーション（聴く，話す，交渉する），情報探索・ナビゲーションなどが挙げられてきた。

　ヘルスリテラシーを評価した初期の研究では，米国など多民族国家であり，識字率の低い集団を抱える国で中心に行われてきたことから，ヘルスリテラシーは，「健康情報の読解力」としてリテラシー（識字能力）そのものに近い形で測定されることが多かった。

　評価ツールとして早い段階から広く用いられてきたのが，主に「機能的ヘルスリテラシー」に注目し，穴埋め式の問題で読解力と数量的思考を評価するTOFHLA（Test of Functional Health Literacy in Adults）[3)]や，単語の認識と発音を問うREALM（Rapid Estimate of Adult Literacy in Medicine）[4)]などである。また，健康や医療に関連した計算能力（ヘルスニュメラシー）に着目した研究も行われてきた[5)]。

　一方，ヘルスリテラシーに関する研究の広まりとともに，次第に，機能的ヘルスリテラシーを超えたより高次のヘルスリテラシーや，より包括的に評価するためのツールへの関心が高まってきた。そのような評価ツールを作成する際に基盤となるのは，ヘルスリテラシーがいくつかのレベルや次元に分けられることやそれに含まれる領域を示した概念モデルや枠組み（フレームワーク）である。

　例えば，Nutbeamは，WHOによるヘルスリテラシーの定義をもとに，「機能的（functional）ヘルスリテラシー」「相互作用的（interactive）ヘルスリテラシー」「批判的（critical）ヘルスリテラシー」という3つのレベルから成るモデルを提唱している[6)]。また近年では，これまでのヘルスリテラシーの定義に関するレビューに基づき，ヘルスリテラシーを3つの領域（ヘルスケア，疾病予防，ヘルスプロモーション）にわたる4つの能力（健康情報の入手，理解，評価，活用）にまとめた統合モデルも作成されている[7)]。

|3| 「何のために」評価するのか

どのような測定方法が望ましいかは，評価の目的によっても変わる。

臨床現場などで，医療スタッフが，ヘルスリテラシーの「不十分」な患者を特定するための「スクリーニング手段」として使用することを目的にする場合は，できるだけ項目数が少なく，感度・特異度が高い評価ツールが優れていることになる。また，臨床現場などでも使用しやすい，簡便なものでなければならない。このタイプの評価指標は，得点そのものよりも，何点以下が「不十分」なヘルスリテラシーであるのかを示すカットオフ値が重視されることが多い。

このような意図で開発された尺度としては，Health Literacy Screening Questions [8] やSingle Item Literacy Screener（SILS）[9] などがある。また，TOFHLAやREALMの短縮版や，Newest Vital Sign（NVS）[10] もそのように用いられることが多かった。

一方，そうした評価ツールはスクリーニングのためには適しているが，前述のようなヘルスリテラシーの領域やスキルの全体を捉えていない，との批判がなされてきた。すなわち，ヘルスリテラシーの概念全体を測定することを目的とする場合，より包括的で，理論，概念枠組み，定義に基づいた尺度が必要とされる。

このように，ヘルスリテラシーの定義や概念枠組みに基づき，含めるべき領域や内容を検討した尺度も開発されている。これらの評価ツールでは，カットオフ値よりも得点そのものに着目されることが多い。

|4| 「どのように」評価するのか

評価のアプローチという点から見ると，スキルの客観的評価，自己報告式の評価，集団レベルでの評価，に大きく分けられる。

●スキルの客観的評価●

スキルの客観的評価は，個人の能力やスキルを直接テストする形式で，あるタスクや問題に対して1つの正解を問うタイプの評価方法である。第2節で紹介するが，穴埋め式の問題で読解力と数量的思考を評価するTOFHLAや，単語の認識と発音を問うREALM，栄養成分表示の読み取りを問うNVSなどはこの形式である。また，ヘルスニュメラシーに焦点を当てた評価ツールも，この形式によるものが多い。

●自己報告式の評価●

一方，自己報告式の評価は，あるスキルや能力を要する課題について，本人が「できると思うか／しているか」「困難を感じるか」など，個人の自己評価を尋ねる形式となる。第3節および第4節でも紹介するように，この形式の尺度も数多く開発されている。

●集団レベルでの評価●

集団レベルでの評価として，個人のヘルスリテラシーを直接測定する代わりに，公的な調査などによく使用されている調査項目から，集団のヘルスリテラシーを推定しようという試みがある。Demographic Assessment for Health Literacy（DAHL）[11] は，「年齢」「性別」「民族」「教育」という4つの社会経済的地位の指標を用いて，その地域における「不十分」なヘルスリテラシーを推定し，地域間の比較を行うなど，集団レベルでの分析に用いられている。

2 客観的評価ツール

　米国において広く用いられてきたTOFHLAやREALMなどに代表されるように，機能的ヘルスリテラシーの評価ツールは，スキルを客観的に評価するテスト形式で作成されたものが多い。

　一方，これらの日本語版がなかなか作成されなかった背景として，ほとんどの日本人が日本語を話し，読み書きができるというリテラシーの高さに対する認識とともに，表音文字である英語と表意文字である日本語との根本的な差異があった。英語の場合，その単語を知っていなければ，正しく発音したり，意味を推測したりすることは難しいが，日本語の場合は，まったく知らない言葉であっても，漢字を見ればある程度意味を想像することができ，ふり仮名があれば正しく発音できてしまうからである。そのため，英語のツールを単純に翻訳して用いることはできなかったのである。

　この中で，比較的そのまま日本語訳を作成しやすい計算能力の評価を中心としたツールとして，NVSやLipkusらが開発したヘルスニュメラシー尺度の日本語版が作成されてきた。さらに，近年では，日本語でも機能的ヘルスリテラシーの評価ツールの開発が試みられている。

|1| Newest Vital Sign日本語版（NVS-J）[12]

この栄養成分表は，アイスクリーム箱の裏面に記載されているものです。

栄養成分表	
分量（1個あたり）	100ml
1箱あたりの内容量（個）	4
含有量	（1個あたり）
キロカロリー（kcal）	250
脂肪キロカロリー（kcal）	120
	％（成人1日摂取量に対する割合）
総脂質	13g　20%*
飽和脂肪酸	9g　40%*
コレステロール	28mg　12%*
ナトリウム	55mg　2%*
総炭水化物	30g　12%*
食物繊維	2g
糖類	23g
タンパク質	4g　8%

＊成人1日摂取量に対する割合は，2,000kcalに基づいて計算しています。実際のあなたの1日摂取カロリーの必要量は，2,000kcalよりも高い（あるいは低い）可能性があります。
含有成分：乳脂，脱脂粉乳，液糖，水，卵黄，ブラウンシュガー，乳脂肪，ピーナッツ油，砂糖，バター，食塩，カラギーナン，バニラ抽出物

1）この箱のアイスクリームを全部食べると，何キロカロリー食べたことになるでしょうか？
　【正解　1,000キロカロリー】

2）間食として炭水化物を60グラム食べることが認められているとすると，どれくらいの量のアイスクリームを食べてよいでしょうか？
　【正解　200ml】

3）あなたはお医者さんから，食事でとる飽和脂肪酸の量を減らすように指導されています。あなたは通常，1日に42グラムの飽和脂肪酸を摂取しており，その中には1個分のアイスクリームも含まれています。アイスクリームを食べるのをやめると，1日の飽和脂肪酸の摂取量は何グラムになるでしょうか？
　【正解　33グラム】

4）あなたが通常1日に2,500キロカロリーを摂取しているとして，アイスクリーム1個を食べると，1日の総カロリー摂取量の何パーセント分を食べたことになるでしょうか？
　【正解　10%】

仮に以下の物質に対するアレルギーをあなたが持っているとします：
ペニシリン，ピーナッツ，ラテックス手袋，ハチ毒

5）あなたはこのアイスクリームを食べても大丈夫でしょうか？　【正解　いいえ】

6）もし問5で食べてはいけないと思う場合，そのように思う理由を書いて下さい。
　【正解　ピーナッツ油が含まれているから】

これは，NVS[10]を日本語訳して作成されたものである。アイスクリームの栄養成分表示を見て6つの質問に回答する形式で，正解の数が0～1の場合，ヘルスリテラシーが「不十分」であると解釈される。

|2| Lipkusらのヘルスニュメラシー尺度日本語版（Lipkus-J）[13]

1) 1～6のいずれの目も同じ確率で出る六面サイコロがあります。これを1,000回振った場合，偶数（2,4,6）の目は何回出るでしょうか。　【正解　500回】

2) ある宝くじでは，1％の確率で1,000円が当たります。1,000人がそれぞれ1枚ずつ宝くじを購入した場合，1,000円が当たるのは全部で何人でしょうか。　【正解　10人】

3) ある宝くじでは，1/1,000の確率で車が当たります。このくじ券のうち，何％に車が当たりますか。　【正解　0.1％】

4) 以下の選択肢で，病気にかかるリスクが一番高いのはどれですか。該当する選択肢ひとつを選んでください。
　（1）100人中1人　　（2）1,000人中1人　　（3）10人中1　　【正解　（3）】

5) 以下の選択肢で，病気にかかるリスクが一番高いのはどれですか。該当する選択肢ひとつに丸をつけてください。
　（1）1％　（2）10％　（3）5％　　【正解　（2）】

6) Aさんが，今後10年間に病気にかかるリスクは1％であり，Bさんが病気にかかるリスクはその2倍である場合，Bさんの病気にかかるリスクは何％ですか。
　（　）年間に（　）％　　【正解　10年間に2％】

7) Aさんが，今後10年間に病気にかかるリスクは1/100であり，Bさんが病気にかかるリスクはその2倍である場合，Bさんの病気にかかるリスクはどのくらいになりますか。
　（　）年間に（　）分の（　）　　【正解　10年間に50分の1（または100分の2）】

8) 病気にかかるリスクが10％の場合，何人が病気にかかると予測されますか。
　100人のうち（　）人　　【正解　10】
　1,000人のうち（　）人　　【正解　100】

9) 以下のカッコ内にあてはまると思う数値をご記入ください。
　100人中20人が病気にかかる場合，これは病気にかかるリスクが（　）％であるのと同じことです。　【正解　20】

10) あるウィルスに感染する確率は0.0005です。10,000人中何人ほどが感染すると予測されますか。
　（　）人　　【正解　5】

これは，Lipkusらが開発したヘルスニュメラシーの評価ツール[14]の日本語訳として作成されたものである。計11問（問8は，2問とカウント）から成り，1問正解につき1点とし，11点満点で合計得点を算出する。

|3| 日本人用Functional Health Literacyテスト（JFHLT）[15]

REALMやTOFHLAを参考にしながら，日本語で開発された機能的ヘルスリテラシーの評価ツールである。薬や検査に関する読解と計算，医学用語の理解などに関する16問のテスト形式で，回答に要する時間は10～15分とされている。

1問正解につき1点として，0～10点が「不十分」なヘルスリテラシー，11～13点が「境界」，14～16点が「十分」なヘルスリテラシーであると解釈される。質問票については公開されていないため，詳細は論文の著者に問い合わせていただきたい。

3 自己報告式の評価ツール

　客観的評価によるツールが，問いに対して正しい答えを導き出せるかによってスキルや能力の有無を判断するのに対して，自己報告式の評価ツールは，個人の自己評価による能力や困難を問うものである。多くの自己報告式の尺度と同様に，実際の状況と回答が一致しない可能性があり，しばしば限界として指摘される（本人は「できる」と回答しているが，実際にはできていない，など）。また，自己効力感（セルフエフィカシー）など，他の概念との重なりにも注意しなければならない。

　一方で，機能的ヘルスリテラシーを超えた高次のヘルスリテラシーについては，客観的に評価するための問題が作成しにくいこと，また，テスト形式の質問票に対する回答者の負担や抵抗を考えると，自己報告式が現実的な評価方法であることも事実である。さらに，積極的な意味を見出すとすれば，ヘルスリテラシーに起因して起こる問題は，「情報の受け手のヘルスリテラシーのレベル」と「提供される情報のわかりやすさ（ヘルスリテラシー要求レベル）」とのギャップから生じるとされる。その意味で，自己報告式の評価は，スキルそのものではなく，ギャップの知覚を評価しているという点で優れているとも考えられる。すなわち，ヘルスリテラシーのスキルや能力自体のレベルは同じでも，その個人の置かれた環境によって，問題が生じる場合と生じない場合があるためである。

1 ヘルスリテラシー・スクリーニング項目[16]

> 病院や医院等の医療機関でのいろいろな書類を記入する場合に困難がありますか。
> 次の中からご自身に最も近いものをお知らせください。（回答は1つ）
> 【選択肢：1（まったくない），2（ほとんどの場合ない），3（ときどきある），4（多くの場合ある），5（常にある）】

　これは，Chewらが，ヘルスリテラシーの「不十分」な患者を簡便にスクリーニングするために開発したHealth Literacy Screening Questions[8]のうちの1項目の日本語版である。英語の原版では，S-TOFHLAによって評価されたヘルスリテラシーとの関連が示されている。回答選択肢「3（ときどきある）」以上で，「不十分」なヘルスリテラシーと分類される。

　Tokudaらの調査では，社会経済的な属性等を制御してもなお，「不十分」なヘルスリテラシーが，身体的・精神的健康状態に関連していることが報告されている。

2 Functional, Communicative and Critical Health Literacy (FCCHL) 尺度[17]

　慢性疾患をもつ患者向けに日本語で開発された尺度として，FCCHL尺度（Functional, Communicative and Critical Health Literacy Scale）がある。

　これは，Nutbeam[6]による「機能的ヘルスリテラシー」「相互作用的ヘルスリテラシー」「批判的ヘルスリテラシー」の3つのレベルから成るモデルに基づいて作成されている。質問項目の1）～5）が機能的ヘルスリテラシー，6）～10）が相互作用的（ここでは「伝達的（communicative）」としている）ヘルスリテラシー，11）～

> あなたは，**この1年間に**，病院や薬局からもらう説明書やパンフレットなどを読む際，次のようなことがありましたか。
> 【選択肢：1（全くなかった），2（あまりなかった），3（時々あった），4（よくあった）】
> 1) 字が細かくて，読みにくい（メガネなどをかけた状態でも）。
> 2) 読めない漢字や知らない言葉がある。
> 3) 内容が難しくて分かりにくい。
> 4) 読むのに時間がかかる。
> 5) 誰かに代わりに読んで教えてもらう。
>
> **【○○（疾患名）】と診断されてから，【○○（疾患名）】やその治療・健康法に関すること**について，以下のようなことをしましたか。
> 6) いろいろなところから知識や情報を集めた。
> 7) たくさんある知識や情報から，自分の求めるものを選び出した。
> 8) 自分が見聞きした知識や情報を，理解できた。
> 9) 病気についての自分の気持ちや考えを，医師や身近な人に伝えた。
> 10) 見聞きした知識や情報をもとに，実際に生活を変えてみた。
> 11) 見聞きした知識や情報が，自分にもあてはまるかどうか考えた。
> 12) 見聞きした知識や情報の信頼性に疑問をもった。
> 13) 見聞きした知識や情報が正しいかどうか聞いたり，調べたりした。
> 14) 病院や治療法などを自分で決めるために調べた。

14）が批判的ヘルスリテラシーに該当する。

　全体および3つのサブスケール（下位尺度）について，各項目の平均得点を尺度得点としている（機能的ヘルスリテラシーについては，逆転させて算出）。得点が高いほど，ヘルスリテラシーが「高い」と判断される。

　基本的には自記式質問紙の形で実施可能だが，リテラシーの低い対象者が見込まれる場合は，回答の補助や聞き取り形式でも対応できるようにしておくことが望ましい。糖尿病をもつ患者を対象に開発された尺度であるが，心疾患，がんなど他の疾患をもつ患者に対しても，疾患名を入れ替えて使用されている。また，必ずしも診断のついた疾患でなくても，特定の健康上の心配事（健康診断で高血糖を指摘された，がん検診について，など）をもつ対象者に対しても，同様に使用することができる。

コラム 3-1　FCCHL尺度を用いた研究

　2型糖尿病をもつ患者を対象として，FCCHL尺度を用いた上述の研究[17]では，患者のヘルスリテラシーが，健康や病気に関する情報収集行動，糖尿病の管理状態，疾病の自己管理（セルフケア）に関する自己効力感などと関連することが示された。この結果は，欧米におけるTOFHLAなどを用いた機能的ヘルスリテラシーの研究の知見と基本的に一致するものであった。

　さらに，特に患者の相互作用的ヘルスリテラシーによって，診察での医師とのコミュニケーションや，それに対する評価が異なることも示唆されている[18]。

4 主に一般市民を対象とした評価ツール:臨床から公衆衛生へ

ヘルスリテラシーの研究が,臨床の場における患者を対象とした研究から,公衆衛生的な視点をもち一般市民を対象とした研究へと広がるにしたがって,特定の疾患をもたない一般市民のヘルスリテラシーを評価するツールも開発されてきた。

|1| Communicative and Critical Health Literacy（CCHL）尺度[19]

> あなたは,もし必要になったら,病気や健康に関連した情報を自分自身で探したり利用したりすることができると思いますか。
> 【選択肢:1（全くそう思わない),2（あまりそう思わない),3（どちらでもない),4（まあそう思う),5（強くそう思う)】
> 1) 新聞,本,テレビ,インターネットなど,いろいろな情報源から情報を集められる。
> 2) たくさんある情報の中から,自分の求める情報を選び出せる。
> 3) 情報を理解し,人に伝えることができる。
> 4) 情報がどの程度信頼できるかを判断できる。
> 5) 情報をもとに健康改善のための計画や行動を決めることができる。

これは,前節で紹介したFCCHL尺度をもとに,特定の疾患をもたない一般市民を対象に,機能的ヘルスリテラシーより高次のヘルスリテラシーを評価するために使える尺度として開発されたものである。

質問項目の1)〜3)が相互作用的(ここでは,伝達的としている)ヘルスリテラシー,4)〜5)が批判的ヘルスリテラシーに該当する項目であるが,5項目全体で尺度得点を算出している(5項目の平均得点として算出)。得点が高いほど,ヘルスリテラシーが「高い」と判断される。

対象者が,ある程度のリテラシーがあり,機能的ヘルスリテラシーにはあまり「問題がない」ことを前提としており,主に自記式質問紙の形で実施されている。

コラム 3-2　CCHL尺度を用いた研究[19]

企業に勤めるオフィスワーカーを対象とした研究では,CCHL尺度で測定された相互作用的・批判的ヘルスリテラシーが高い人ほど,喫煙,食事,運動などの生活習慣について,より健康的な習慣をもち,自覚症状の数が有意に少なかったことが示されている。また,職場ストレスに対しても,「積極的な問題解決」「他者からの援助を求める」という,より適応的な対処をとることが多く,逆に「諦める」という対処は少ないことが示唆されている。

ヘルスリテラシーは,健康を保持・増進するような行動や生活を選択し,自分の健康を守っていくための重要な力であると考えられるだろう。

さらに，これをもとにして特定の領域のヘルスリテラシーを測る尺度として，健康な食生活リテラシー尺度[20]も開発されている。これは，先に挙げたCCHL尺度の質問項目の「情報」を「食情報」に置き換えて作成されたものである。

2 14-item Health Literacy Scale (HLS-14)[21]

> **問1 病院や薬局からもらう説明書やパンフレットなどを読む際に，以下の項目について，あなたはどのように考えますか。**
> 【選択肢：5（全くそう思わない），4（あまりそう思わない），3（どちらでもない），2（まあそう思う），1（強くそう思う）】
> 1）読めない漢字がある
> 2）字が細かくて，読みにくい（メガネなどをかけた状態でも）
> 3）内容が難しくて，分かりにくい
> 4）読むのに時間がかかる
> 5）誰かに代わりに読んでもらうことがある
>
> **問2 あなたがある病気と診断されたとして，その病気や治療に関することで，以下の項目について，あなたはどのように考えますか。**
> 【選択肢：1（全くそう思わない），2（あまりそう思わない），3（どちらでもない），4（まあそう思う），5（強くそう思う）】
> 6）いろいろなところから知識や情報を集める
> 7）たくさんある知識や情報から，自分の求めるものを選び出す
> 8）自分が見聞きした知識や情報を理解できる
> 9）病気についての自分の意見や考えを医師や身近な人に伝える
> 10）見聞きした知識や情報をもとに，実際に生活を変えてみる
>
> **問3 あなたがある病気と診断されたとして，その病気や治療に関して，自分が見聞きした知識や情報について，以下の項目について，あなたはどのように考えますか。**
> 【選択肢：1（全くそう思わない），2（あまりそう思わない），3（どちらでもない），4（まあそう思う），5（強くそう思う）】
> 11）自分にもあてはまるかどうか考える
> 12）信頼性に疑問を持つ
> 13）正しいかどうか聞いたり，調べたりする
> 14）病院や治療法などを自分で決めるために調べる
>
> ※本書掲載に当たって著者から，論文掲載版の項目の文言を一部修正した改訂版を得た。

同じく前節で紹介したFCCHL尺度を，特定の疾患をもたない一般市民向けに使えるよう表現を修正して作成されたのが，このHLS-14である。

FCCHL尺度と同じく，機能的，相互作用的，批判的ヘルスリテラシーの3つのレベルから成り，それぞれ問1の5項目，問2の4項目，問3の4項目が該当する。尺度得点は，14項目の合計点として算出され，3つのレベル別にも同様にサブスケールの得点を算出することができる。いずれも，得点が高いほどヘルスリテラシーが「高い」と判断される。

3 eHealth Literacy Scale（eHEALS）日本語版[22]

　これは，インターネットが急速に普及し，情報源としての重要性が高まる中で，インターネット上の健康情報を有効に活用するために，適切に健康情報を検索し，評価し，活用していく能力（eヘルスリテラシー）を測定するための尺度として開発されたeHealth Literacy Scale（eHEALS）[23]の日本語訳として作成されたものである。8項目について5件法で回答し，合計得点を算出して尺度得点とする。

　日本語版の実際の項目については，光武らの論文[22]に掲載されている。

5 国際比較へ向けた評価と今後の展望

1 HLS-EU-Q47日本語版[24]

以下のそれぞれが，あなたにとって簡単か難しいかについてお聞きします。それぞれ「とても簡単」から「とても難しい」までで，最もあてはまるものに○をつけてください（それぞれひとつずつ）。
【選択肢：1（とても簡単），2（やや簡単），3（やや難しい），4（とても難しい），5（わからない/あてはまらない）】

1）気になる病気の症状に関する情報を見つけるのは
2）気になる病気の治療に関する情報を見つけるのは
3）急病時の対処方法を知るのは
4）病気になった時，専門家（医師，薬剤師，心理士など）に相談できるところを見つけるのは
5）医師から言われたことを理解するのは
6）薬についている説明書を理解するのは
7）急病時に対処方法を理解するのは
8）処方された薬の服用方法について，医師や薬剤師の指示を理解するのは
9）医師から得た情報がどのように自分に当てはまるかを判断するのは
10）治療法が複数ある時，それぞれの長所と短所を判断するのは
11）別の医師からセカンド・オピニオン（主治医以外の医師の意見）を得る必要があるかどうかを判断するのは
12）メディア（テレビ，インターネット，その他のメディア）から得た病気に関する情報が信頼できるかどうかを判断するのは
13）自分の病気に関する意思決定をする際に，医師から得た情報を用いるのは
14）薬の服用に関する指示に従うのは
15）緊急時に救急車を呼ぶのは
16）医師や薬剤師の指示に従うのは
17）喫煙，運動不足，お酒の飲み過ぎなど不健康な生活習慣を改善する方法に関する情報を見つけるのは
18）ストレスや抑うつなどの心の健康問題への対処方法に関する情報を見つけるのは
19）受けなくてはならない予防接種や検診（乳房検査，血糖検査，血圧）に関する情報を見つけるのは
20）太りすぎ，高血圧，高コレステロールなどの予防法や対処法に関する情報を見つけるのは
21）喫煙，運動不足，お酒の飲み過ぎなどの生活習慣が健康に悪いと理解するのは
22）予防接種が必要な理由を理解するのは
23）検診（乳房検査，血糖検査，血圧）が必要な理由を理解するのは
24）喫煙,運動不足,お酒の飲み過ぎなどは健康に悪いといわれているが,その信頼性を判断するのは
25）検査のために，いつ受診すべきかを判断するのは
26）どの予防接種が必要かを判断するのは

27) 必要な検診（乳房検査，血糖検査，血圧）の種類を判断するのは
28) メディア（テレビ，インターネット，その他のメディア）から得た健康リスク（危険性）の情報が信頼できるかどうかを判断するのは
29) インフルエンザの予防接種を受けるべきかどうかを決めるのは
30) 家族や友人のアドバイスをもとに，病気から身を守る方法を決めるのは
31) メディア（新聞，ちらし，インターネット，その他のメディア）から得た情報をもとに，病気から身を守る方法を決めるのは
32) 運動，健康食品，栄養などの健康的な活動に関する情報を見つけるのは
33) 心を豊かにする活動（瞑想［座禅・ヨガ］，運動，ウォーキング，ピラティスなど）について知るのは
34) より健康的な近隣環境にする方法（騒音や汚染を減らす，緑地やレジャー施設をつくるなど）に関する情報を見つけるのは
35) 健康に影響を与える可能性のある政策の変化（法律制定，新しい検診，政権交代，医療改革など）について知るのは
36) 職場の健康増進のための取り組みについて知るのは
37) 健康に関する家族や友人のアドバイスを理解するのは
38) 食品パッケージに書かれている情報を理解するのは
39) 健康になるためのメディア（インターネット，新聞，雑誌）情報を理解するのは
40) 心の健康を維持する方法に関する情報を理解するのは
41) 住んでいる場所（地域，近隣）がどのように健康と充実感に影響を与えているかを判断するのは
42) 住宅環境が健康維持にどのように役立つかを判断するのは
43) どの生活習慣（飲酒，食生活，運動など）が自分の健康に関係しているかを判断するのは
44) 健康改善のための意思決定をするのは
45) 参加したいときに，スポーツクラブや運動の教室に参加するのは
46) 健康と充実感に影響を与えている生活環境（飲酒，食生活，運動など）を変えるのは
47) 健康と充実感を向上させる地域活動に参加するのは

表3-1 ◆ HLS-EU-Q47の各領域・能力と尺度項目の対応

		能力			
		健康情報の入手	健康情報の理解	健康情報の評価	健康情報の活用
領域	ヘルスケア	項目 1-4	項目 5-8	項目 9-12	項目 13-16
	疾病予防	項目 17-20	項目 21-23	項目 24-28	項目 29-31
	ヘルスプロモーション	項目 32-36	項目 37-40	項目 41-43	項目 44-47

HLS-EU-Q47日本語版は，The European Health Literacy Survey（HLS-EU）で開発され使用されたHLS-EU-Q47[25]の日本語訳として作成された。HLS-EU-Q47は，それまでのヘルスリテラシーの定義に関するレビューに基づいて作成された統合モデル[7]に従い，3つの領域にわたる4つの能力に関する47項目（**表3-1**）から成る尺度である。

ヨーロッパ8か国における比較調査で使用され，アジア地域においても，この尺度を用いて同様の国際比較調査を行おうとするHLS-Asiaプロジェクトが進行中である。わが国における調査では，Nakayamaらが，「日本人のリテラシーは高い」というこれまでの期待に反して，ヨーロッパ各国よりも日本のヘルスリテラシー得点が「低い」という結果を報告している[24]。

|2| ヘルスリテラシーの評価に関する展望と意義

　より包括的なヘルスリテラシーの定義を採用すればするほど，1つの指標でそのすべてを測定することは難しくなる。評価すべき項目数が増えれば，評価に要する時間は長くなり，実際の使用が制約される可能性もある。

　また，その定義からわかるように，ヘルスリテラシーはその個人の置かれている状況や文脈と切り離せないものである。すなわち，必要とされるヘルスリテラシーの能力やスキル（＝評価の対象とすべき内容）は，その人の年齢や抱えている健康問題，社会的な状況によっても変わるものであり，保健・医療システムや保健・医療スタッフ側のコミュニケーションスキルなど，個人を取り巻く環境によっても大きく影響を受ける。

　このため，多様な集団に対して普遍的に適用可能なヘルスリテラシーの評価方法を開発することは，極めて難しい。さらに，どの程度のヘルスリテラシーが「十分」であり，どこからが「不十分」なのかということも，その環境によって異なってくる。

　これまで，特定の集団，健康問題，コミュニケーションのメディア等に焦点を絞ったものなど，数多くの評価ツールが開発されてきた。これは，ヘルスリテラシーの定義を鑑みれば当然でもあり，普遍的な概念の枠組みに基づきながら，対象者の文脈に合った評価を行っていくことが，今後も必要であろう。

　ヘルスリテラシーは教育を通して改善が可能であり，測定可能な健康教育の成果であるとみなされている。ヘルスリテラシーを測定することによって，「不十分」なヘルスリテラシーにつながる要因や，「不十分」なヘルスリテラシーがもつ影響をより詳細に分析することが可能になるとともに，ヘルスリテラシーを改善するための介入を実施するための基盤となる。適切な評価に基づいた現状の把握，介入の立案，効果の評価など，ヘルスリテラシーに関する実証的根拠を確立していくためには，今後もさらなる評価方法の検討と質の高い研究が望まれる。

（石川ひろの）

引用・参考文献

1) Jordan JE, Osborne RH, Buchbinder R. Critical appraisal of health literacy indices revealed variable underlying constructs, narrow content and psychometric weaknesses. J Clin Epidemiol 2011;64 (4) :366-79.
2) Haun JN, Valerio MA, McCormack LA, Sørensen K, Paasche-Orlow MK. Health literacy measurement: an inventory and descriptive summary of 51 instruments. J Health Commun 2014;19 Suppl 2:302-33.
3) Parker RM, Baker DW, Williams MV, Nurss JR. The test of functional health literacy in adults: a new instrument for measuring patients' literacy skills. J Gen Intern Med 1995;10 (10) :537-41.
4) Davis TC, Long SW, Jackson RH, Mayeaux EJ, George RB, Murphy PW et al. Rapid estimate of adult literacy in medicine: a shortened screening instrument. Fam Med 1993;25 (6) :391-5.
5) Lipkus IM, Peters E. Understanding the role of numeracy in health: proposed theoretical framework and practical insights. Health Educ Behav 2009;36 (6) :1065-81.
6) Nutbeam D. Health literacy as a public health goal: a challenge for contemporary health education and communication strategies into the 21st century. Health Promot Int 2000;15 (3) :259-67.

7) Sørensen K, Van den Broucke S, Fullam J, Doyle G, Pelikan J, Slonska Z et al. Health literacy and public health: a systematic review and integration of definitions and models. BMC Public Health 2012;12:80.
8) Chew LD, Bradley KA, Boyko EJ. Brief questions to identify patients with inadequate health literacy. Fam Med 2004;36(8):588-94.
9) Morris NS, MacLean CD, Chew LD, Littenberg B. The Single Item Literacy Screener: evaluation of a brief instrument to identify limited reading ability. BMC Fam Pract 2006;7:21.
10) Weiss BD, Mays MZ, Martz W, Castro KM, DeWalt DA, Pignone MP et al. Quick assessment of literacy in primary care: the newest vital sign. Ann Fam Med 2005;3(6):514-22.
11) Hanchate AD, Ash AS, Gazmararian JA, Wolf MS, Paasche-Orlow MK. The Demographic Assessment for Health Literacy (DAHL): a new tool for estimating associations between health literacy and outcomes in national surveys. J Gen Intern Med 2008;23(10):1561-6.
12) Kogure T, Sumitani M, Suka M, Ishikawa H, Odajima T, Igarashi A et al. Validity and reliability of the Japanese version of the newest vital sign: a preliminary study. PLoS One 2014;9(4):e94582.
13) Okamoto M, Kyutoku Y, Sawada M, Clowney L, Watanabe E, Dan I et al. Health numeracy in Japan: measures of basic numeracy account for framing bias in a highly numerate population. BMC Med Inform Decis Mak 2012;12:104.
14) Lipkus IM, Samsa G, Rimer BK. General performance on a numeracy scale among highly educated samples. Med Decis Making 2001;21(1):37-44.
15) Nakagami K, Yamauchi T, Noguchi H, Maeda T, Nakagami T. Development and validation of a new instrument for testing functional health literacy in Japanese adults. Nurs Health Sci 2014;16(2):201-8.
16) Tokuda Y, Doba N, Butler JP, Paasche-Orlow MK. Health literacy and physical and psychological wellbeing in Japanese adults. Patient Educ Couns 2009;75(3):411-7.
17) Ishikawa H, Takeuchi T, Yano E. Measuring functional, communicative, and critical health literacy among diabetic patients. Diabetes Care 2008;31(5):874-9.
18) Ishikawa H, Yano E, Fujimori S, Kinoshita M, Yamanouchi T, Yoshikawa M, Yamazaki Y, Teramoto T. Patient health literacy and patient-physician information exchange during a visit. Family Practice 2009;26(6):517-523.
19) Ishikawa H, Nomura K, Sato M, Yano E. Developing a measure of communicative and critical health literacy: a pilot study of Japanese office workers. Health Promot Int 2008;23(3):269-74.
20) 高泉佳苗, 原田和弘, 柴田愛, 中村好男. 健康的な食生活リテラシー尺度の信頼性および妥当性：インターネット調査による検討. 日本健康教育学会誌 2012;20(1):30-40.
21) Suka M, Odajima T, Kasai M, Igarashi A, Ishikawa H, Kusama M et al. The 14-item health literacy scale for Japanese adults (HLS-14). Environ Health Prev Med 2013;18(5):407-15.
22) 光武誠吾, 柴田愛, 石井香織, 岡崎勘造, 岡浩一朗. eHealth Literacy Scale (eHEALS) 日本語版の開発. 日本公衆衛生雑誌 2011;58(5):361-71.
23) Norman CD, Skinner HA. eHEALS: The eHealth Literacy Scale. J Med Internet Res 2006;8(4):e27.
24) Nakayama K, Osaka W, Togari T, Ishikawa H, Yonekura Y, Sekido A et al. Comprehensive health literacy in Japan is lower than in Europe: a validated Japanese-language assessment of health literacy. BMC Public Health 2015;15:505.
25) Sørensen K, Van den Broucke S, Pelikan JM, Fullam J, Doyle G, Slonska Z et al. Measuring health literacy in populations: illuminating the design and development process of the European Health Literacy Survey Questionnaire (HLS-EU-Q). BMC Public Health 2013;13:948.

第 4 章

ヘルスリテラシー と 健康教育

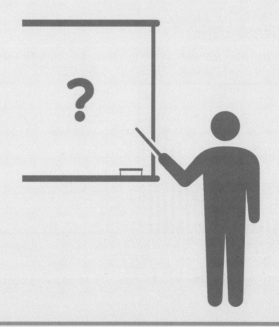

1 「ヘルスリテラシー」をキーワードに進める健康教育

|1| 実践に活かすために

はじめに，「教育」という呼び方を「上から目線で威圧的」などとして異を唱える人もいるかと思われるが，元来「教育」とは，「人が社会で自立していくための支援」という意味があり，強制的な管理や指示，命令的な形式を言うのではない。本書でもそれは同様であり，以下では他の代替表現を使用せず「教育」という言葉を使用する。

ヘルスリテラシーの評価法や尺度を使って，個人のヘルスリテラシーのレベルがわかったとして，その次にはそれをどう変容させていくのかという課題が出てくる。「高い」ヘルスリテラシーであればそれをどう維持していくのか，「低い」ヘルスリテラシーであればいかに向上させていくのか。しかし，その答えを出すのは容易ではない。

これまで（ヘルスリテラシーという言葉が広がる以前から）長年にわたり，様々な場面（学校や職場，地域，臨床など）ですでに取り組まれてきた課題であるが，未だ十分な結論が得られたとは言えない。その理由は多々あり，課題解決に向けて多くの専門家が様々な視点から取り組んでいることは周知のことであろう。それでも，なかなか「これ」といった特効薬的な方法が見出されていないのが現実である。

そこで，「ヘルスリテラシー」というキーワードを旗印に，イメージしやすく，理解しやすく，また対象者や指導者の興味を引きやすい方法で健康づくりを進めることができれば，新たな健康教育へのステップアップになるのではないかというのが，筆者の立ち位置である。これまでの章で述べられてきたように，世界ではヘルスリテラシーが注目を浴びてきており，それに関する研究は幾何級数的に増えてきている（図4-1）。一方，健康教育の方法は無限にあり，その中から効果が期待できる理論や手法も数多く提言されている。これら数多くの理論や手法のベクトルを，何か1つの旗印によって一方向へ集約できれば，人々もしくは社会の健康保持・増進への意識が変わってくるのではないかと考える。

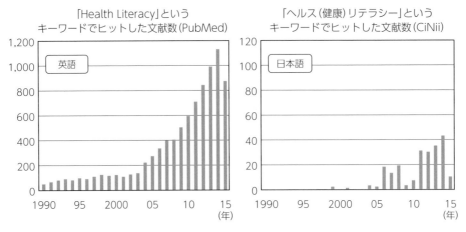

図4-1 ◆ ヘルスリテラシーの注目度

※日本語の縦軸の単位は英語の10分の1，2015年のデータは2015年9月2日時点のもの。

|2| 日本におけるヘルスリテラシーの捉え方

リテラシー（literacy）の直訳は、「読み書き能力」である。そのため、以前は、識字率の高い日本において、ヘルスリテラシーは重要な課題とは捉えられてこなかった。しかし、WHOのヘルスプロモーション用語集（1998年）[1]や、米国における健康政策の指標であるHealthy people 2010（2000年）[2]において、ヘルスリテラシーという言葉が紹介されてから広く理解されるようになり、その後、単なる読み書き能力だけを示す概念ではないことが認知され始めた。

ヘルスリテラシーとほぼ同じ時期に認知されてきた言葉に、「メディアリテラシー」がある。テレビや新聞、雑誌、インターネットといったメディアから流される情報を批判的に捉え、間違った情報や偏った情報をいかにふるいにかけて、本当に必要で役に立つものを選別していくかが問われる時代になってきている。メディアが流す情報の中には健康情報も多く含まれており、この点でヘルスリテラシー、特に「批判的ヘルスリテラシー」と重なる部分が多い（批判的ヘルスリテラシーには、これ以外の意味も含まれているのだが）。こうして情報を批判的に捉えることの重要性が着目されるようになり、日本においてもヘルスリテラシーはその認知度を高めてきている。しかし、まだようやく浸透し始めたばかりの段階であり、健康教育の現場で活かされている段階にはないと言える。

一方、近年、医療の多様化、高度化の進行には目を見張るものがあり、患者への病状や治療方針の説明などは単純ではなくなってきている。健康・医療に関する情報が十分に正しく伝わっているのかに関しては、それを受け取る側（患者）だけではなく、提供する側（医療者）のヘルスリテラシーも重要となる。情報を発すればそれで終わ

コラム 4-1　健康審美眼としてのヘルスリテラシー

ヘルスリテラシーは、「健康審美眼」とも言える。スペイン生まれで、フランスで活躍した巨匠ピカソの絵画は、素人から見ると「よく理解できない」「なぜこんな絵に価値があるのだろう」などと思ってしまう。しかし、ピカソの絵画の特色を年代的推移で見ていくと、次第に何を表現しようとしていたのかが理解できるようになってくる。つまり、よく知る、よく理解することで「審美眼」が培われてくるのだ。

これは、健康についても言えよう。はじめは自分にとっての「よい健康の姿」や、それを「保持・増進する方法」がわからなくても、自らの経験や学習によって次第にヘルスリテラシーが向上してくる。すると、健康のどこに美しさがあるのか、つまり価値がどこにあるのかが理解できるようになる。これはまさに「審美眼」、植木で言えば「剪定能力」とも言える。この「健康審美眼」を高めるための支援こそが、健康教育の柱であろう。

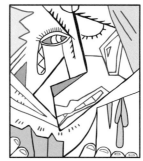

り，というような時代ではない。いかに主体的にヘルスリテラシーを向上させていけるように支援していくのかが重要となってきている。

また，高齢化が世界一の速度で進行し，経済的な格差が広がって十分な教育機会を得られない家庭も増加している社会状況下においては，識字率についても決して海の向こうの出来事では済まされない問題となってきている。「機能的ヘルスリテラシー」の重要性が，日本でも大きくなる時代が来るのかもしれない。

2 「健康」と「教育」の意味の再確認

|1| 「健康」の先にあるものは

本章のタイトルである「ヘルスリテラシー」および「健康教育」に含まれる「健康」とは何か。最もよく知られた定義は，WHOの「Health is a state of complete physical, mental and social well-being and not merely the absence of disease or infirmity.：完全な肉体的，精神的及び社会的福祉の状態であり，単に疾病又は病弱の存在しないことではない」[3]であろう。ただ，この定義に合致するような「完璧な」人は，どれくらいいるのだろうか。周囲を見渡すと，身体は丈夫でも社会的に適応できなかったり精神的に脆かったり，あるいは精神的に良好でも身体的に虚弱であったり，という人は多く見られる。高齢者ともなれば，疾病や虚弱な身体をもたない方が珍しい。となると，世の中，「不健康」な人ばかりであふれてしまうことになる。WHOの定義は理想像としては理解できるが，定義とすると少々厳しい感じもする。

一方で，健康とは「環境に適応し，かつその人の能力が十分に発揮できるような状態」[4]という考え方も存在する。この定義に従えば，疾病や虚弱体質等があっても，生きていくために，また自己実現のために，もっている能力が十分発揮できればよいことになる（図4-2）。たとえ手足が不自由であっても，不治の病をもっていたとしても，「健康である」と言える人が少なからずいることになり，どれほどの人の気持ちが楽になることか。

また，この定義は，健康な状態はそこで終わりではないことも示していると言える。つまり，健康はQOL（Quality of life：人生の質）を高める「手段」であって，目的ではないということである。自分のやりたいことや生きがい，夢を実現させることこ

図4-2 ◆ 健康と疾病の関係

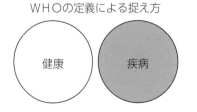
WHOの定義による捉え方

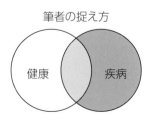
筆者の捉え方

WHOの定義では，健康と疾病の関係は，相反する関係にあって，疾病や虚弱を克服することが健康につながる，というイメージである。しかし，筆者は，これらがまったく反する関係にあるのではなく，「疾病をもっているけれど健康」という人がいる，という捉え方をしている。

そが人生の最終目的であり，そのためには健康であればより近づくことができるけれども，疾病があるからといって近づけないわけでもないのである。

今，もし神様がいたとして，「あなたには健康を授けましょう。でも，何もやってはいけません」というのと，「健康ではない状態を授けるけれども，やりたいことを何でもやってもよろしい」という選択肢を与えられたら，どちらを選ぶだろうか。もちろん，疾病は様々な苦しみをもたらすため，それをまずなくすことも有力な選択であろう。しかし，何もやれない拘束ほどつらいこともない。

治すことが困難な疾病を抱えた人に，疾病の治療，軽減のことだけ言っても，負担ばかりになってしまう。しかし，他の使える機能を利用して，自分のやりたいことに挑戦していくことを言うことで，生きていくエネルギーや治療意欲の発現の仕方がまったく違ってくるのではないだろうか。とはいえ，疾病で死んでしまっては意味がないので，予防や治療が重要であることに間違いはないのだが。ただ，その「先」を見ているのとそうでないのとでは，大きな差が出てくると思われる。健康教育では，このことを忘れてはならない。

12 「教育」の先にあるものは

本章の冒頭でも述べたように，元来「教育」とは，「人が社会で自立していくための支援」という意味があり，強制的な管理や指示，命令的な形式を言うのではない。本人がもっている能力をいかに引き出すか，発揮させるかという考え方が，教育の基本である。これは，決して新しい考え方ではない。

究極の教育の姿は，教育を受ける側が「誰かに教えてもらった」と感じるのではなく，「自分で答えを見つけた」「自分で解決できた」と感じることにある。これは，学術的な概念からすれば "self-esteem" や "self-efficacy" にもつながる教育手法，効果の基本である。したがって，教育者は「○○先生に教えてもらって感謝している」と言われることを期待してはならない。何事にも感謝する気持ちをもたせることは大切ではあるが，教えられたことへの感謝ではなく，「共感してくれたこと」「気づかせてくれたこと」への感謝を受けるようにしたいものである。

さて，対象者が「社会で自立していく」とは，どういう姿なのであろうか。これには，経済的，社会的な自立や，精神的，身体的な自立などがあろう。自分の人生（QOL）を豊かにすることが生きていく目標であり，その手段，方法を主体的に見出していくことが「自立」の柱であろう。

まずは，自分の「やりたいこと」や「夢」を自ら見つけられるようになる。そのために必要な方法や手段，道筋を探したり，築いたりできるようになる。人によって違う価値観を理解，受容しながら目標に向かって歩んでいく。他人任せではなく，自ら目標達成のために必要な行動を選択していく。健康は，この自己実現に近づくための一手段であり，これを主体的に保持・増進していけるようになることが大切である。

また，豊かな人生を送るためには社会的な自立も重要である。「人々であふれる都会の中においても孤独感を覚える」人が多くなっていて，現代社会における課題ともなっているが，「人とかかわりをもたない自立」ではなく，「大切なかかわりを築いていく自立」が必要である。

3 ヘルスリテラシーの向上のために

　ヘルスリテラシーは，全体として1つの尺度で評価されることが多いが，それを構成している要素は複雑多岐にわたっている。健康教育という視点に立てば，対象者の特性がわからない限り，どのような支援をすればよいのかが見えてこない。
　第3章で紹介された，複数のヘルスリテラシー評価ツールに使われている質問項目は，様々な要素から構成されており，それぞれ特色がある。このような様々な評価ツールを駆使して個人の特性が把握できれば，その特性に応じた支援法が選択できる。しかし，現段階では，ヘルスリテラシーの特性まで明らかにできる評価ツールはほとんどない。今後の研究の進展が待ち望まれる。

|1| 理論をどう活用するか：エビデンスとナラティブ

　健康行動の変容に関する理論は様々あり，何をどのように利用するのかは，実践者が悩むところである。その理論の詳細については他の専門書に任せたいが，よく見かけるのは，流行の理論に感化されて，是が非でもその理論を現場に当てはめようとする姿である。このような形骸化された支援によって，効果的な健康教育ができるとは思われない。理論が重要であることはまったく否定しないが，現場の状況を考えない支援は避けるべきである。理論だけでは不十分な面が多く，そのため多くの経験から引き出される「直感」や「統合力」も重要なのである。理論をベースにしながら，綿密な現況分析と考察，対象者の反応などを「思い込み」ではなく客観的に評価した上で，熟考し，かつ臨機応変に対応していくことが求められる。
　ここで，「エビデンスベース」と「ナラティブベース」の関係について触れておこう。科学的根拠（エビデンス）に基づく健康教育は重要である。思い込みや誤解をもとにした教育では，間違った健康行動につながりかねない。一方で，エビデンスだけにこだわっていると，健康教育の実践は行き詰まってしまいかねない。そもそも，世の中の現象，事象のうちエビデンスで説明できるものは，まだほんの一部にしか過ぎない。とはいえ，エビデンスがないことを理由に，現場での対処を放置することはできない。何らかの対処をしなくてはならない際には，蓄積された経験や知識に基づく「ナラティブベース」の対処が必要となることも多い。
　また，エビデンス自体も，突き詰めると多少の歪みがあると言ってもよい。エビデンスのもととなる学術論文が掲載される専門誌では，投稿された論文内で使われているデータに何らかの統計的な有意差や相関がないと，受理される可能性は低い。つまり，「何の特性も効果もなかった」というエビデンスが相対的に少なく，真実が過小評価されてしまう可能性がある。さらに，過去に起こった現象や事象という事実が覆ることはないが，エビデンスは時として新たな理論の発見によって突如覆されることがある。
　繰り返すが，エビデンスは重要である。しかし，その特性を十分に理解した上で，エビデンスベースやナラティブベースの健康教育を，状況に応じてバランスよく利用していくことが望まれる。

|2| ヘルスリテラシーを高める教育手法

　健康教育の手法には，基本的なものから，心理学，行動科学などを駆使した先進的なものまで様々ある。新たな手法が常に研究され進化しているが，それらの多くを紹介することは紙面の関係上できないため，ここでは最も基本的な手法と考えられる「内容知」と「方法知」さらに「経験知」[5]というものを例に，ヘルスリテラシーを高める教育について述べる。これらを単純化して言えば，「内容知」とは答えを教えること，「方法知」とは答えを導き出す方法を教えること，「経験知」とは体験させることで，言葉では表現できないような統合的なつながりを感じさせたり，「直観」を磨かせたりすること，と言える。

[① 「内容知」による健康教育]

　ヘルスリテラシーを向上させるためには，まずは健康に関する「正しい情報を入手し，理解させる」ことが重要である。そのような基本となる情報の蓄積は，多ければ多いほどよい（ただし，あまり情報が氾濫するとかえって判断に迷い悩まされることもあるので，「多い方が望ましい」とした方がよいかもしれない）。情報が多いほど，様々な場面での判断，活用につながる選択肢が増えることになる。

　健康情報を蓄積させるためには，必要な健康情報を伝えることが第一段階として重要である。そのためには，信頼できる，正しい情報を支援者が入手して，対象者に「わかりやすく」伝える（伝わる）ことが求められる。また，系統化，体系化された情報は，記憶，理解しやすい。物事を順序立てて学んでいくこと（「系統学習」と言う）で，情報と情報のつながりを理解させていくことも重要である。

[② 「方法知」による健康教育]

　個人が求める情報，もしくは必要となる情報を，それぞれに長期間にわたって提供し続けるには，支援する側の膨大な時間とエネルギー，そして費用が必要となるため，内容知のみによる支援には限界がある。

　したがって，次のステップとして，知らない健康情報の「調べ方」を伝える手法が求められる。「答えを教えるのではなく，解決法を教える」のである。対象者が「自ら」活動する方向に動けば，支援側は，節約できた時間や労力をより広範囲の教育に回せることになる。また，答えを主体的に導き出させるようにすることで，対象者の興味や好奇心を刺激することも可能となる。

　さらに，教育の根本にある「本人がもっている能力を引き出すための支援」という面を考慮すれば，方法を教えるだけでなく「方法自体を考えさせる」ことも重要となる。「問題解決学習」がそのよい方法の1つで，課題と向き合い，原因を探り，解決手段を考え，結論を得る，という一連の流れの中で，主体性が培われていく。

[③ 「経験知」による健康教育]

　情報がいくら蓄積されても，実体験がないと，いざ実際に行動に移そうとした時にできないことばかりであったり，やることに一貫性がなかったり矛盾が生じてきたりする。「百聞は一見に如かず」で，膨大な未経験の情報よりも，1つの「経験」が有

効となる可能性は高い。また，情報が得られない場面においては，蓄積した知識をもとに「創造力」や「応用力」を発揮して対応する能力が求められる。

　もちろん，健康教育の場合，「疾病や不健康」を体験させることは困難であることは言うまでもない。経験内容の種類に工夫が必要である。1日の食事内容を記録して摂取カロリーを計算したり，歩数計などを使用して1日の活動量を測定したりすることも1つの経験である。また，実際にリハビリや健康づくり活動を試してみたりするのも経験と言える。前述の「系統学習」や「問題解決学習」も実際の経験を通したものであれば，この「経験知」による教育となる。

　なお，「内容知」「方法知」「経験知」に使用されている「知」という字は，「教育」もしくは「学習」という言葉に置き換えた方が，本質を理解しやすいかもしれない。

4 健康教育における様々な支援法

|1| ヘルスリテラシーとモチベーション

　はじめに，少し遠回りになるかもしれないが，本節では「ヘルスリテラシー」と「モチベーション（動機，意欲）」（もしくはこれらを含んだ「エンパワーメント」）について，これらを別の要素として捉えるという視点から紹介する（図4-3〜図4-6参照）。

　健康行動を実践するためには，これまで触れてきたヘルスリテラシーという能力が重要であることはもちろんだが，健康行動を引き出す「モチベーション」も同じように重要である。いくら能力があっても，実際の行動に結びつかなければ何の結果にもつながらない。例えば，医師のヘルスリテラシーは非常に高いレベルにあることは誰しも疑うことはないが，その能力の高い医師のすべてが望ましい健康行動をとっているわけではないことは，多くの人が認めることであろう。また，健康教育をする立場であっても見た目に「かなりのメタボ」と言える人がいたり，患者に禁煙をすすめながら，自分は喫煙習慣があるという人がいたりする。

　つまり，いくら能力があっても，実際に行動するためにはこれとは別の要素が必要となるということである。この「行動を起こす」ということも能力と捉えることもできるし，これを含めてヘルスリテラシーと捉えることはむしろ世界の主流なのかもしれない。しかしながら，本節ではあえて両論併記という立場で，ヘルスリテラシーと行動を起こすモチベーションとを別の2つの要素に分けて捉える視点から，健康教育のパターンについて紹介する。

[①ヘルスリテラシーを活用した健康教育のあり方]

　本来，人々の生きる目的とも言える「豊かな人生」に近づくためには，より高い健康レベルである方がよい。もしくは，決して高い健康レベルでなくても，豊かな人生に近づくことができる健康状態（例えば，身体が不自由でもやりたいことができる体力が確保できた状態など）が維持できることが望まれる。この状態を確保・維持するためには，どのような行動を心がけるとよいのか。そうした行動につながる高いレベ

ルのヘルスリテラシーと,それらを支える高いレベルのモチベーションを支援していくことが,健康教育の基盤と言える(図4-3)。

　望ましい健康行動のためには,健康に関する知識や理解,また情報に対する批判的な思考などを含む能力であるヘルスリテラシーを向上させる教育が重要である。一方,教育は「人が社会で自立していく」ことを目標としているため,本人がもっている能力を引き出し,発揮させて,自らが主体的に行動していけるようにすることも大切である。そのため,以前は「指導型」の健康教育が主流であったが,近年では,「学習支援型」が主流になりつつある。いつまでも指導を受けることは,生涯にわたる健康行動にはつながらない。学習意欲を刺激して,もっている能力を十分に活用して行動を起こす「モチベーション」をいかに引き出していくかが重要となる。つまり,対象者を「やる気にさせる」ことが大きなカギを握っていると言える。

　「メタボ状態」の医師にいくら生活習慣の改善法を伝えても,本人は十二分に理解しているはずだし,「やろう」と思えばいつでもやれる能力はもっているのだから「釈迦に説法」である。わかっている人,できる能力をもっている人を「行動」に移させるには,モチベーションをどう向上させるかを模索するしかない。

　一方で,モチベーションが高く,新しい健康食品や健康法に敏感であっても,正しい情報を取捨選択する能力が低い人は,間違った健康行動にまで飛びついてしまい,かえって健康を害してしまうこともある。このような人には,この面でのヘルスリテラシー(批判的ヘルスリテラシーや相互作用的ヘルスリテラシー)について支援する必要がある。

　これらヘルスリテラシーとモチベーションのどちらもが重要であり,双方のバランスも考慮する必要がある。この両者への支援が,望ましい健康行動につながり,目標とする健康状態(自己の能力を十分に発揮できる状態)へ向かわせる。

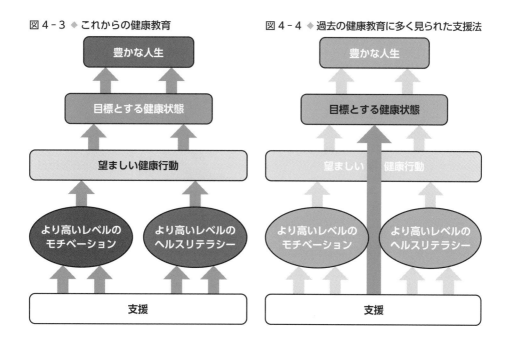

図4-3 ◆ これからの健康教育　　図4-4 ◆ 過去の健康教育に多く見られた支援法

[②過去の健康教育に多く見られた支援法]

　健康教育の手法の1つとして,「目標の健康状態」「理想の健康状態」はどのようなものかを伝えるだけの支援がある。これは,前述の「内容知」的な健康教育とも言える。例えば,健康診断の受診者や医療機関の患者などに対して,正常値や基準値の範囲を伝え,この範囲から外れた項目を指摘して,これを望ましい値に近づけるよう指導するのみ,というものである（図4-4,前頁）。このような健康教育を現在でも実践している保健・医療関係者は少なくない。

　「まずは自分を知る」ということは重要であり,その点では,目標とする健康状態について伝えるというこの支援法は,第一段階としては間違っているわけではない。しかし,対象者の立場からすると,「では,そのためには何をどうすればよいのか」がわからないため,結果としてほとんどの場合,健康行動の変容にはつながらないということになる。対象者の健康状態を向上させるためには,これだけでは不十分であることは明白であり,この段階で終わる健康教育はやや古い形式と言える。

[③近年の健康教育に見られる支援法]

　目標とする健康状態に近づくためには,そのための方法を理解することが重要である。対象者の「望ましい健康行動」を支援するということが,近年広く実践されている健康教育の手法であると言える（図4-5）。

　2013年からスタートした第4次の国民健康づくり対策である「健康日本21（第二次）」[6)]においても,「栄養・食生活,身体活動・運動,休養・睡眠,飲酒,喫煙,歯・口腔の健康に関する生活習慣の改善」が謳われ,具体的な健康づくりの方法が解説されている。また,これらをもとにした健康教育が様々な現場で実践されている。

　一方で,これより前の2000年にスタートした「健康日本21（第一次）」の後に行わ

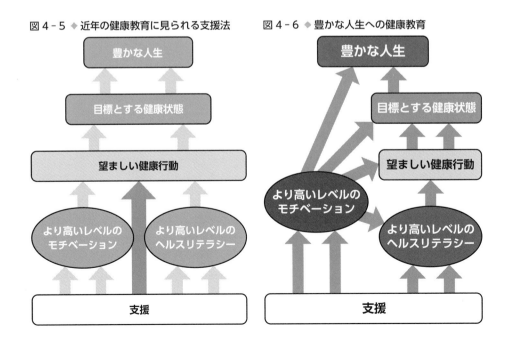

図4-5 ◆ 近年の健康教育に見られる支援法　　図4-6 ◆ 豊かな人生への健康教育

れた成果評価において，国民の健康行動の変容が当初の目標に至っていないケースが非常に多かったことが課題となった経緯がある。そのため，第二次では「いかにして実践に結びつけるか」について触れられ，個人の努力だけではなく，個人の健康行動を促進する社会環境の整備についても言及されている。

現在，様々な学会等でも，一時的な見かけだけの行動変容だけでなく，それを継続，習慣化させていく健康教育のあり方が問われるようになってきている。

[④豊かな人生への健康教育]

自分のやりたいことや生きがい，夢を実現させることが人生の最終目的であり，この「豊かな人生」へのモチベーションこそ最重要であると，筆者は考える。生きていくことを支えるこのモチベーションは，場合により「死」をも超えて行動を誘導する。

80歳を越えてエベレスト登頂に成功した三浦雄一郎さんは，当時，心疾患の持病もあったと聞く。高齢という条件も考慮すれば，このエベレスト登頂は究極の「反」健康的な行動であったに違いない。しかし，登頂成功のニュースを「なんて非健康的な行動をしたのだ」と非難する保健・医療関係者が，はたしていただろうか。ほとんどの人は，称賛・尊敬したに違いない。

これは，健康が最終目的ではなく，1つの「手段」でしかないことを物語っている。「これをやりながら死ねたら本望」という目標に近づくことが豊かな人生なのだから，この時にもつモチベーションこそが，結果的に望ましい健康行動につながることも理解しておくべきであり，高いレベルのモチベーションは生きることすべてに関係してくるのである（図4-6）。

したがって，一時的に決して望ましい健康行動ではない時があっても，それが今を生きるために必要であったり，その人にとってかけがえのない「豊かな人生」としての自己実現につながったりするのであれば，包括的な視点からこれを受け入れることがあってもよいのではないだろうか。

2 モチベーションを高める支援法

モチベーションの高さには，根本的に個人の様々な背景が影響してくると考えられる。文化・歴史や自然，宗教などの生まれ育った環境，生きてきた中で受けた体験，感動や恐怖などを通じて価値観や人生観が形成される。その価値観や人生観を基盤とした様々な欲求が複雑に関連し合って，モチベーションを形成している。健康教育の実践に当たっては，まず対象者の話に耳を傾けることで価値観や人生観の把握に努め，現段階でのモチベーションがどのような状態にあるかを理解し，現在の健康行動の背景を洞察することが求められる。

一方でモチベーションは，その日，その時の気分や体調などに大きく影響されるものである。いくら素晴らしい価値観や人生観をもっていても，気分が落ち込んでいる時には強いモチベーションは湧きにくい。ヘルスリテラシーという能力はすぐに変化することはないが，モチベーションには流動的な側面もある。筆者が，モチベーションをヘルスリテラシーという能力に含めなかった理由は，この点にもある。

モチベーションは「動機づけ」と同じ意味で使われることが多いが，筆者はモチベー

コラム 4-2　健康教育に活かすヘルスリテラシーの2次元的分類の試み

　ここで，筆者らが発案したヘルスリテラシーの分類法を紹介する（**表4-1**）。残念ながら，まだ学術的な検討，分析を行っていないため，はたしてこの分類法が効果的な健康教育につながるのかについては根拠がないのが事実であるが，試案として参考にしていただければと思う。

　Nutbeamが提唱したヘルスリテラシーの3つのレベルについては，第1章でその特性について触れているが，この3つのレベルを縦軸とする（ここでは批判的という言葉を「分別的」と言い換えている）。また，ヘルスリテラシーは，「健康の保持，増進のために必要となる情報にアクセスし，理解し，活用する能力」とも定義されていることから，これらを横軸とすれば，個人のヘルスリテラシーの特性が浮き彫りにできるのではないかと考えた。

　この「収集」「理解」「活用」の3つのプロセスを，学力を構成する基本的な「知識」「理解」「判断」の要素とも絡み合わせて整理すると，横軸を「接触・収集」「理解・蓄積」「判断・活用」というように分けることができる。わかりやすく置き換えると，「触れる・知る」「わかる・広げる」「考える・できる」と分けることもできる。対象者のヘルスリテラシーが，この分類のどの能力要素が高く，どこが低いのかがわかれば，より具体的な支援ができるのではないかと考える。

表4-1 ◆ ヘルスリテラシーの要素―2次元的分類の試み―

	接触・収集	理解・蓄積	判断・活用
分別的ヘルスリテラシー	健康に必要な情報の見極め，取捨選択	健康観形成，健康情報の統合，網羅的な連結	健康に関するクリティカルシンキング
相互作用的ヘルスリテラシー	健康情報のネットワーク，コミュニケーション	健康に関する教育歴，保健・医療関係者の知人	健康に関するヒューマンスキル，ソーシャルスキル
機能的ヘルスリテラシー	健康情報の収集能力	健康情報の知識量，記憶能力	健康情報の取り出し・再生能力

（文献7より，筆者により一部改変）

ションとは「動機」や「意志」のことであり，それを高める行為が「動機づけ」であると捉えている。「動機づけ」には，「内発的動機づけ」と「外発的動機づけ」とがある。内発的動機づけには，「有能感」「自己決定感」「対人交流」などがあり，外発的動機づけには，「義務」「賞罰」「強制・圧力」などがある[8]。

　健康行動を持続させるためには，外発的動機づけではなく内発的動機づけが有効な場合が多い。また，Maslowの欲求階層にある，「生理的欲求」「安全欲求」「愛情・所属欲求」「自尊欲求」「自己実現欲求」など，個人がもっている様々な欲求に働きかけることも有効である。

　認知心理学者ながら，2002年にノーベル経済学賞を受賞したKahnemanは，人の行動を決定づける要因には，感情的に好きか・嫌いか，直感的にしたいか・したくないかなど，素早く判断する「システム1」と，批判的にどうすべきか，論理的に正しい

かどうかなど，ゆっくりと判断する「システム2」の2つがあり，「システム1」の方が強く働いてしまう傾向にあると述べている[9]。子どもの頃，勉強の教え方のうまい先生より，おもしろい話をしてくれた先生に習ったことの方がよく覚えていることが多かった経験はないだろうか。これこそが，心理学や行動科学の視点の重要性を物語っている。どんなに素晴らしい理論をもっていても，対象者の「感情」に働きかけなければ，モチベーションを向上させることはできない。健康教育においても，個人の欲求に働きかけたり，「楽しい」ことや「おもしろい」ことを取り入れたりする工夫は忘れてはいけない。筆者も好きでよく使う「おやじギャグ」（度々滑ってしまうが…），これも使いようである。

以降の章では，様々な現場における「実践例」を紹介してもらいながらヘルスリテラシーの向上法について触れていってもらう。

（江口泰正）

引用・参考文献

1) Nutbeam D. Health promotion glossary. Health Promot Int 1998;13 (4)：349-64
2) U.S. Department of Health and Human Services. Healthy people 2010, Objectives for Improving Health, Health Communication 2000: http://www.healthypeople.gov/2010/Document/pdf/Volume1/11HealthCom.pdf（accessed: 2012.6.6）
3) 厚生省大臣官房厚生科学課.WHO憲章における「健康」の定義の改正案について 1999：http://www1.mhlw.go.jp/houdou/1103/h0319-1_6.html（accessed: 2015.9.2）
4) 池上晴夫『運動処方』朝倉書店，1982年：pp 6 - 7
5) 古藤泰弘『教育方法学の実践研究』教育出版，2013年：pp127-33
6) 厚生科学審議会地域保健健康増進栄養部会　次期国民健康づくり運動プラン策定専門委員会. 健康日本21（第2次）の推進に関する参考資料 2012: http://www.mhlw.go.jp/bunya/kenkou/dl/kenkounippon21_02.pdf（accessed: 2013.4.2）
7) 江口泰正，福田 洋. ヘルスリテラシーと健康教育.健康開発 2012;17 (2)：76-82
8) Deci EL, Ryan RM. The "what" and "why" of goal pursuits: Human needs and the self-determination of behavior. Psychological Inquiry 2000;11 (4)：227-68.
9) Kahneman D.Thinking, fast and slow. Penguin books, New York,2011：pp 3 -30

第 5 章

ヘルスリテラシー と 情報

1 ヘルスリテラシーと情報のかかわり

|1| ヘルスリテラシーにおける情報の位置づけ

　米国の医学研究所によると，ヘルスリテラシーとは，「健康に関する適切な意思決定をするために必要な，基本的な健康情報やサービスを入手し，処理し，または理解する個人の持つ能力の度合いである」[1]と定義されている。つまり，「情報」に深くかかわる人の能力である。その能力は情報の特性によって相対的に決まるため，「情報」は主役の一翼を担っているとも言える。このことから，ヘルスリテラシーは，保健・医療関係者だけでなく，情報にかかわる実務者や研究者の関心事でもある。

　第1節では，ヘルスリテラシーに類似した，情報にかかわる人の能力として「情報リテラシー」と「メディアリテラシー」の概念を確認する。第2節からは，ヘルスリテラシーに起因して発生する問題の情報の側からの解決アプローチ，さらに情報の側からの解決に役立つ研究やその応用例として「リーダビリティ」研究を取り上げる。

|2| 情報リテラシー

　ヘルスリテラシーは，情報の入手から，理解，判断，活用に至るまでの各段階で求められる能力[2]であり，機能的・相互作用的・批判的という3つのレベルがあるという[3]。これらの能力は，図書館情報学で最初に提唱された「情報リテラシー」に通じる。情報リテラシーは，学術的な領域に限定されたり，コンピュータリテラシーや後で触れるメディアリテラシーと同意に使われたりすることもある。

　だが，本来は，「個人が情報を必要とするときにそれを認識し，必要な情報を見つけ，入手し，評価し，さらに効果的に用いることを可能にする一連の能力」[4]と定義される幅広い能力である。分野を特定すれば，ヘルスリテラシーで提唱される多段階の情報活用能力と同じだ。

　しかしながら，保健・医療分野で注目されたのは，Webが出現してから手に入れやすくなった玉石混淆の健康情報の「質」を評価する観点であろう。図書館などで，健康情報を提供したり，情報の入手の仕方を教えたりするサービスでもその点に重点が置かれている（**コラム5-1**）。情報の質の評価には，入手の際の情報の見極めや，判断・活用の際の「クリティカルシンキング」など，高度な能力が必要となる。日経メディカル編集委員だった北澤京子の『患者のための医療情報収集ガイド』[5]は，このような情報評価まで含む，保健・医療分野における全般的な情報リテラシーを開発するための手助けになる書籍である。同書では，患者が自らの疑問の種類を見定め，それに適した情報源を選択するところから，入手した情報を見極めるまでを網羅的に扱っている。

|3| メディアリテラシー

　メディアリテラシーは，報道や放送など一般の人々に身近な情報源を対象としているため，広く取り上げられることが多い。本来は，「新聞やテレビなどの内容をきちんと読み取りマスメディアの本質や影響について幅広い知識を身につけ，批判的な見

方を養い，メディアそのものを創造できる能力のこと」[6]で，最終的にはメディアを発信できるようになることが，目標の1つである。

保健・医療分野でメディアリテラシーがよく取り上げられるのは，やはり情報リテラシーと同様，情報の質の見極め（評価）といった側面が強調されるからである。前述の北澤のガイドの他にも，信頼性の高い健康情報とは何かを判断するために役に立つ啓発書や指南書はいくつかある。例えば，京都大学で健康情報学分野を率いる中山健夫の『健康・医療の情報を読み解く』[7]は，メディア等に登場する医学研究の成果にどのような，あるいはどの程度の意味があるのかを，医学研究の方法論を取り上げ丁寧に解説している。また，医師でジャーナリズムの教壇に立つ坪野吉孝の『食べ物とがん予防』[8]は，メディアに登場する健康情報の評価指標として，エビデンスの観点から6段階のチェックリストを提供している。

メディアの情報評価に関しては情報提供者側にも動きがある。新聞を中心とした医学記事の品質向上を目標とする，メディアドクター研究会の活動である。同会では，医学記事の信頼度を測るためのチェックリストを開発し，定例会や研修会を通じて医学記事の評価を行っている。治療方法，検査，医療機器，医薬品に関する報道については，①利用可能性，②新規性，③代替性，④あおり・病気づくり，⑤科学的根拠，⑥効果の定量化，⑦弊害，⑧コスト，⑨情報源，⑩ヘッドラインの適切性，⑪背景説

コラム 5-1　Web上の健康情報の評価

情報リテラシーやメディアリテラシーと，ヘルスリテラシーが共通して注目する「情報の質を見極める能力」は，特にWeb上の健康情報が爆発的に増えたことから関心が高まった。

『やってみよう，図書館での医療・健康情報サービス』[9]では，英国で開発されたDISCERNをもとに，健康情報全般向けの信頼性の評価のための設問（以下の13問）と，特に治療に関する情報の場合に適用する評価のための設問（7問）に分け，合わせて20問の評価項目を提案して紹介している（文献9，P.158-159）。

Q1：作成者，あるいは責任者は明示されていますか？
Q2：作成者，あるいは責任者の連絡先が明示されていますか？
Q3：個人情報を提供しなくても情報は得られますか？
Q4：作成者，あるいは責任者の利益につながる情報はないですか？
Q5：広告はありませんか？
Q6：目的は明確ですか？
Q7：目的に沿った情報が提供されていますか？
Q8：適切な情報が提供されていますか？
Q9：使われている情報源ははっきりしていますか？
Q10：いつ作られたものなのか明確ですか？
Q11：バランスがとれていて，公平ですか？
Q12：支援機関や参考文献など，追加的な情報源は記載されていますか？
Q13：不確実な点にも言及していますか？

明の11項目が評価指標とされている。同会の特徴は，ジャーナリストだけでなく医療者，政策立案者，患者・市民など様々な立場の人々が協働していることである[10]。

2 ヘルスリテラシー問題の情報側からの解決アプローチ

|1| ヘルスリテラシー問題の解決アプローチ

情報の受け取り手の機能的ヘルスリテラシーが「不十分」であることによって起こる問題（ヘルスリテラシー問題）は，科学技術の専門家が一般の人々に向けて専門情報を発信する，サイエンスコミュニケーションにおけるコミュニケーションギャップになぞらえることができる[11]。

これは，専門知識や特定の経験をもつ専門家が，それらを前提にして情報を発信したとしても，一般の人々には同じ内容としては伝わらない，という問題である（図5-1a）。この問題の解決策として，2通りのアプローチがある。1つは，一般の人々に対して専門家のもつ知識や能力の一部を「教育」することにより，不足するものを補完する「人への働きかけ」というアプローチである（図5-1b）。もう1つは，専門情報に対して何らかの加工を施すことにより，一般の人々にもわかりやすい情報に

図5-1 ◆ サイエンスコミュニケーションギャップと2種類の解決アプローチ

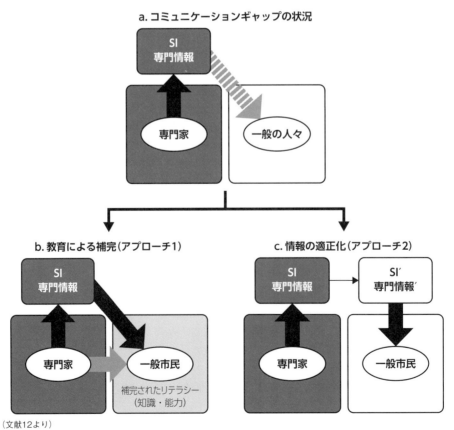

(文献12より)

変換して提供する「情報の適正化」と呼ばれる,「情報への働きかけ」というアプローチである（図5-1c）[12]。

ヘルスリテラシーにおいても，受け取り手の基礎的能力である読解力や事前知識に加え，向き合った情報の複雑性や難しさが，相対的にヘルスリテラシー問題を引き起こすと指摘されている[13]。また，冒頭に挙げた米国の医学研究所によるヘルスリテラシーの定義の続きに,「それは個人の能力だけでなく，健康情報や医療の提供者の情報提供のスキルや好み，期待によっても左右されるものである」[1]とある。

したがって，提供する側が，情報そのものを一般の人々のヘルスリテラシーのレベルに合致した「適正な」ものにすることに，解決の糸口があるということである。このことから，ヘルスリテラシー問題に早くから取り組んできた米国では，医療者に向けた啓発活動も盛んで，専門家自身がわかりやすい言葉で話したり書いたりする努力が求められている。そもそも米国では，国民への説明責任から連邦政府全体がやさしい言語で書くことが，1970年代から義務づけられているため[14]，例えば国立衛生研究所（National Institutes of Health; NIH）のWebサイトにも，研修資料が多く掲載されているほどである[15]。

|2| 機能的ヘルスリテラシー補完の必要性

ここで，情報の提供者あるいは支援者が情報を加工することで補完されるヘルスリテラシーの種類を確認しておこう。それは,「機能的ヘルスリテラシー」である。一般的な識字率の高い日本でも，機能的ヘルスリテラシーの補完が必要とされるが，その理由として，以下の2つが挙げられる。

1つ目として，実際に日本人のヘルスリテラシーは，国際的な比較をしても「高くない」という指摘がある[16]。また，自分から積極的に健康情報を探索する人は，日本の全国調査で約半数はいるという報告[17]がある一方，医師の説明が「よくわかった」という人の割合は，外来が58.2%，入院が51.9%（2011年）と約半数に過ぎない[18]。つまり，情報は必要としているが，専門家から得た情報を理解するという機能的ヘルスリテラシーは，必ずしも十分でない恐れがある。高齢化に向けても備えが必要だ[19]。

理由の2つ目は，情報を加工することで機能的ヘルスリテラシーを補完することによって，アクセスしやすくしたり，理解しやすくしたりしないことには，健康に必要な情報を見極め，統合して，クリティカルシンキングをもって活用したりすることはできないと考えられるからである。

|3| 記録された情報としての文書への着目

それでは，機能的ヘルスリテラシーを補完するために，健康情報をどのように加工することができるだろうか。情報は，口頭メッセージや文書を通じて伝えられるが，ここでは記録された情報である「文書」に特に着目する。口頭では，聞き慣れない医学用語や独特の言い回しが難し過ぎるためである[20]。また，保健・医療分野では，実際に文書が使われることも多いためである[21]。

米国では，ヘルスリテラシー問題が指摘される以前から，医療や健康教育の現場で使われている文書が難し過ぎることが問題となっていて，後述するリーダビリティの

コラム 5-2　米国の健康情報サービスとヘルスリテラシー

　米国では1970年代から，患者や一般の人々への健康情報サービスが，病院，医学，公共など各種図書館を中心に発展してきた[22]。そのため，図書館員もヘルスリテラシー問題を意識して，医療者と協力してその解決に貢献することが期待されている。

　2008年に刊行された米国医学図書館協会のガイドブック[23]には，患者や一般の人々向けに信頼性や質の高い健康情報の見極め方について，情報リテラシー教育の一環として教えるだけでなく，機能的ヘルスリテラシーが「不十分」な人向けにわかりやすい資料を用意したり，医療者にヘルスリテラシー問題の啓発を行ったり，病院の患者教育委員会の一員としてともに患者教育資料の作成に携わったりする図書館員の例が紹介されている。

観点から評価研究の対象となっている。また，やさしい言語での発信が求められるものの，実際には多忙な医療者がすべての責任を担うのは現実的ではなく，コメディカルのスタッフや，情報の専門家である健康情報サービスの担当者が協力して，情報の適正化，具体的には文書の改善を進める活動も行われている（**コラム 5-2**）。

　第3節からは，前述の「情報の適正化」の基盤となった，英語の文書に記載されたテキストの読みやすさや理解のしやすさを追求した，リーダビリティ研究および関連研究，次いで日本語の同分野の研究を概観し，それらの成果を機能的ヘルスリテラシーの補完にどのように応用できるかについて検討する。

3　英語のリーダビリティおよび関連研究とヘルスリテラシー問題への応用

|1| リーダビリティとは

　機能的ヘルスリテラシーを補完するためには，わかりやすい文書を作成することが重要である。わかりやすい文書とするためには，図表や写真の使用から文字の大きさやフォントなどの「伝達手段」，余白や配置といったレイアウトなどの「伝達様式」，伝える情報の取捨選択を含む「伝達内容」など，情報伝達の側面まで留意する必要がある[24]。

　しかし，特に専門的な内容を含む保健・医療分野では，文書に必ず含まれる説明のテキスト（文章）が言語的にわかりやすいものでないと正確な伝達が難しい。このテキストのわかりやすさに焦点を当てた研究は，「リーダビリティ研究」と呼ばれる。

　リーダビリティは，英語の"Readability"のことで，「読みやすさ」「内容の理解のしやすさ」を意味するが，情報伝達の側面に含まれる"Legibility"，つまり視覚的な「見やすさ」を加えることもある[25]。

　以下では，英語，日本語の順にリーダビリティおよび関連研究と，ヘルスリテラシー

問題にかかわる保健・医療分野における応用について述べる。

2 英語のリーダビリティ研究

英語のリーダビリティに関する研究は，教育用テキストへの応用を視野に1920年代から盛んになった[25]。最も多いのは「リーダビリティフォーミュラ」と呼ばれる，「読みやすさ」と「内容の理解のしやすさ」を測定する公式の開発と，その適用によるテキストの評価研究である。

英語のリーダビリティフォーミュラは，1950年代から60年代にかけて最も多く開発され，現在では100以上あるとされる[26]。1970年代頃から，保健・医療分野へもその成果が応用されているが，そこでよく用いられているものは，英語版のMicrosoft Wordにも組み込まれているFlesch Reading EaseとFlesch-Kinkaidや，変数が少なく手動でも計測が簡単なSMOGなどの5つである[27]。いずれも，学校教育用の標準テキストの特性を分析して開発され，主に「文の長さ」を語数で，「語の長さ」を音節数で計測している。これらはそれぞれ，「構文の複雑さ」と「語彙の難しさ」を代替しているとされる。リーダビリティフォーミュラは，もともと教育への応用を想定していることから，計測結果はしばしば「学年レベル」で示される。

3 ヘルスリテラシー問題への応用

[①読みやすさの評価]

欧米のヘルスリテラシー研究で最も多いのは，実はリーダビリティフォーミュラを用いた文書の評価研究である。実用的なリーダビリティフォーミュラが開発されており，コンピュータの導入によって計測がより簡単になったことで，研究が盛んになったのであろう。2004年には，すでに300件を超える論文が発表されていると報告されている[1]。例えば，米国では，その平均的な教育水準から2～3学年を減じた「5～7年生レベル」（日本の小学校5年生～中学校2年生に相当）が望ましいとされている[28]。ところが，実際の患者教育資料は平均「8年生」[29]，処方薬の添付文書は平均「10年生」[30]，退院指示書は平均「9.8年生」[31]，Web上の健康情報は「大学生レベル」[32]といったように，いずれも適切とされるレベルより難しいテキストであることが指摘されている。

ヘルスリテラシーや一般的な読解力テストで判定される人のリテラシーレベルも，学年レベルで評点が出されるものも多いが，これらとテキストのリーダビリティとを比較した研究もある。ある疾病の患者グループのヘルスリテラシーが「6～10年生レベル」だったのに対し，文書が「7～13年生レベル」だったという調査研究などである[33]。

[②「読みやすさ」と「理解のしやすさ」の区別]

既存のリーダビリティフォーミュラは教育学分野で開発されていること，読みやすいと感じても実際に内容を理解しているとは限らないことから，読み手となる人に対する「理解度テスト」によるテキストの評価も行われている。読解力テストと同様の選択肢問題の他に，一般のリーダビリティ研究でも用いられている「穴あけ形式」の

クローズテスト[34]がよく用いられている。この結果から，誤答の多かった箇所を改善に結びつけることもできるとされている[35]。

テキストのリーダビリティの改善として，一般的なリーダビリティ研究と同様に，構文の簡素化や，能動態，親密なスタイルで書くこと，重要な情報を先に伝えることなどが試みられているが，単純な決定打となる手法はない。また，テキストを改善する際，保健・医療分野で特に留意すべきなのは，改善後に，医学的見地から内容が不正確にならないようにすることである[36]。

「読みやすさ」と「内容理解のしやすさ」を厳密に区別するのは難しいが，この2側面を別々に評価する試みもある。例えば，臨床研究の参加者を募集する際に使用する文書を対象とした，テキストの改善とその効果を複数の方法によって検証した網羅的な研究がある。

この研究では，リーダビリティフォーミュラによる計測で「16年生レベル」だった文書が，改善により「7年生レベル」まで下がった。人による評価も取り入れ，97%の参加者が，改善後の方が「読みやすい」と回答したことを確認している。しかし，理解度テストには有意差がなかったことから，「読みやすさ」と「内容理解のしやすさ」は異なるものであることがあらためて指摘されたのである[37]。

|4| 英語の医学用語の語彙研究

リーダビリティフォーミュラは教育学分野で開発されたため，保健・医療分野にそのまま応用することには批判もある[38]。特に，一般の人々にとって障壁となるのは医学用語であるが[39]，従来のフォーミュラは，表面的な語の長さで語彙の難しさを推定していて，意味内容にまで踏み込んでいない，というものである。

専門家と一般の人々の語彙の違いは，保健・医療分野でも1960年代から研究されてきたが[40]，フォーミュラに対する批判も受け，2000年頃から再び語彙研究が盛んになった。背景にはWeb上の健康情報の普及もある。

代表的な医学用語の語彙研究に，Consumer Health Vocabulary Initiative（CHV Initiative）が中心となった一連の研究がある[41]。ここでは，一般の人々が用いる医学用語を，健康情報関連サイトの検索文字列やWeb上の掲示板の書き込みなどから集め，コーパスと呼ばれる大規模な言語研究で使われるデータベースに集積して，様々な分析が行われた。これらの研究による最大の成果物は，このコーパスから抽出した一般の人々が用いる医学用語が，米国国立医学図書館のUnified Medical Language System（UMLS）[42]にCHV用語集として組み込まれたことである。

UMLSは，医学関係の複数の用語集を複合的に集積した統合医学用語システムで，従来は専門家の用語集のみを収録していた。特徴として，用語と同義語の情報だけでなく，特定の概念や用語同士の関係を表すSemantic Networkなど，豊富な語彙情報が含まれている。そのため，事前に行われた複数のマッピングの実験では，一般の人々の用語でも，同義語に合致したり，手動で概念に照合したりすることで90%以上の用語のマッピングが可能で，純粋にCHV特有の概念はごくわずかしか見られなかったことが確認された[43]。

UMLS中でCHV用語は，収録済みだった専門家用語と共通の概念符号が割り当

られているので，例えば，"nosebleed" と "epistaxis"（鼻血），"cancer" と "malignant neoplasm"（がん）（いずれも後者が専門家用語）の結びつきを確認できる。

このCHV用語集は，オープンソース化，すなわち無料公開されているので，誰でも健康情報を伝える文書の改善や情報検索システムに組み込むなどの利用が可能となっている。応用例として，患者や家族が情報交換をするサイトの検索システムの辞書としてCHV用語集を取り入れ，検索結果の再現率を向上することができたという報告もある[44]。

4 日本語のリーダビリティおよび関連研究

1 日本語のリーダビリティ研究

日本語のリーダビリティ研究の始まりは，英語のリーダビリティフォーミュラの紹介に刺激を受けた1950年代に遡る。英語と比較すると歴史も浅く，ごく小規模である。しかし，近年，コンピュータ処理を駆使したリーダビリティ測定ツールの開発も行われ，ヘルスリテラシーにかかわる応用研究もわずかだが出現してきた。また，健康情報への関心の高まりにともない，医学用語をわかりやすく提示するための大規模な研究プロジェクトも実施されている。

2015年8月までに確認された，Web上で利用可能な日本語のリーダビリティ測定ツールは4種類ある（表5-1）。

佐藤らの『日本語テキストの難易度を測る』[45]と，柴崎らの『日本語リーダビリティ測定』[46]は，日本語の教科書を基準として開発されており，いずれも「学年レベル」で評点を示す。佐藤らは，基準となる文字単位のモデルとの比較で難易度を推定するのに対し，柴崎らは，あらかじめ求められた公式を適用して算出するところが異なる。

李らの『日本語文章難易度判別システム』は，2013年にalpha版を，2016年4月に正式版を公開した最も新しいツールである。日本語の教科書に加えて，日本語の書き言葉のコーパスを分析して導いた公式を適用している[47]。

『チュウ太の道具箱』[48]は，外国人向けの日本語能力試験の出題基準[49]に収載されている級別の語彙と漢字に照合して難易度を示すツールである。

なお，これらのリーダビリティ測定ツールを応用した，日本語の保健・医療分野に特化した文書の評価研究は，2017年3月現在，見当たらない。

表5-1 ◆ 日本語リーダビリティ測定ツール

名称	開発者と公開年	方法	評点
①日本語テキストの難易度を測る	佐藤理史ら 2008	教科書コーパスから開発した文字単位のモデルとの比較	学年レベル
②日本語リーダビリティ測定	柴崎秀子ら 2009	1文の平均文字数・述語数・文節数＋文字種の割合	学年レベル
③日本語文章難易度判別システム	李在鎬ら 2013	文の平均的長さ，動詞や助詞の含有率	難易度（6段階）リーダビリティ値
④チュウ太の道具箱	川村よし子ら 1999	日本語能力試験の出題基準による語彙/漢字チェッカー	難易度（5段階）

|2| ヘルスリテラシーにかかわる関連研究

　ヘルスリテラシー問題の解決にかかわる，健康情報を伝える文書を対象としたリーダビリティの側面を追究した実証研究は，数少ないが存在する。
　1つには，東京慈恵会医科大学の言語学者の野呂幾久子らによる一連の研究がある。臨床現場で用いられる説明文書を取り上げた，評価および改善研究などである。改善研究では，「髄液検査」のインフォームドコンセント文書を扱っている。
　内容理解のしやすさや見やすさなど，いわゆるリーダビリティの範疇の表現方法だけでなく，「情報が十分だとわかりやすく感じる」とした独自の研究結果から，伝達内容も変更して，わかりにくくする「改悪」と，わかりやすくする「改善」の両方を行い，両極端のテキストを比較している[50]。リーダビリティフォーミュラは用いず，大学生によるわかりやすさの評価と理解度テストを実施して，両文書で有意な差が出ることを確認している。
　もう1つの，健康情報を伝える日本語テキストに特化した実証研究は，筆者が行った一連の改善研究である。ここでは，リーダビリティに影響するテキストの要素と改善方法，およびその優先順位を見極めるために，「慢性化膿性中耳炎」の説明テキストを用いた3種類の実験を行っている。
　「構文」「語彙」「テキスト構造」の3要素をそれぞれ，またはすべてを改善したテキストを用いて，大学生や高校生による理解度テストを含む質問紙で，人による「読みやすさ」と「理解のしやすさ」の評価をしている。
　この結果からは，表5-2のように医学用語や漢語表現を置き換えた「語彙」の要素が最も影響が大きいが，テキスト構造の改善も相乗効果がありそうだ，ということがわかった。改善テキストは，複数のリーダビリティフォーミュラの計測による評価も合わせて実施している。測定ツールによってその結果は異なるが，表5-1（前頁）の『②日本語リーダビリティ測定』の結果が，実験参加者の人による評価と比較的一致していた[12]。

|3| 日本語の医学用語の語彙研究

　「病院の言葉」プロジェクトは，2007年から2009年にかけて国立国語研究所の主導で行われた，医療者，一般の人々，言語学者等，様々な立場の人が参加・協力した大規模な医学用語のプロジェクトである。
　医療記事や製薬会社が提供するWeb上の用語を収集した1,890万語から成る医療コーパスと，同研究所のもつ一般的な書き言葉から書籍分を抽出した2,320万語から成るコーパスの比較分析や，人を対象とした調査が実施されている。
　その成果は，『病院の言葉を分かりやすく：工夫の提案』にまとめられている[52]。表5-3は，同書に掲載されている3類型に分けて示された医学用語をわかりやすくするための工夫である。

表5-2 ◆ 語彙の置き換え例

① 1対1の置き換え

鼻腔	→	鼻の奥
細菌	→	ばい菌
耳漏	→	耳だれ
耳閉塞感	→	耳がふさがった感じ
抗生物質	→	化膿止めの薬
化膿性炎症	→	膿をもった炎症

② 漢語を和語に変換

交通しています	→	つながっています
治癒すれば	→	すっかり治れば
障害されている	→	壊れている箇所がある

③ 一部削除

乳突洞・乳突蜂巣という骨の空洞に	→	骨の空洞に

(文献12より)

表5-3 ◆ 『病院の言葉を分かりやすく』で示された表現の工夫

類型と工夫の方針	用語の認知率と理解率	工夫の具体例
A. 日常語で言い換える	認知率が低く知られていない	イレウス → 腸閉塞 予後 → 見通し
B. 明確に説明する	認知率は高いが理解率が低い	ウィルス → 細菌よりも小さく、抗生剤は効かない
C. 重要で新しい概念を普及を図る	認知率が低い 認知率に比較して理解率が低い	インフォームドコンセント → 説明と同意、納得診療

(文献52より)

5 日本語における情報の適正化の実際と今後の展望

1 目安としてのリーダビリティ測定ツールの利用

　本節では、これまでのリーダビリティと関連研究の成果を踏まえ、ヘルスリテラシー補完のための情報適正化としての、日本語テキストの評価と改善に関する検討と、本章の結びとして学際的な研究の重要性について述べる。

　機能的ヘルスリテラシーの補完として、わかりやすい文書を提供するに当たっては、まずその文書が「そもそもどのくらい難しそうなのか」、客観的な評価が必要である。「読みやすさ」だけでなく「理解のしやすさ」を測る、最もエビデンスの高い手法は、読み手と同じ特性をもつ人による理解度テストを、複数種類実施することである。しかし、実際には労力がかかるという問題がある。

　したがって、まずはリーダビリティ測定ツールによる、「読みやすさ」を中心としたテキストの評価を目安とするのが現実的だろう。ただし、日本語のリーダビリティ測定ツールの適用については、残念ながらまだ検証が十分ではない。保健・医療分野では、一般の人々にとって特に語彙が難しいこと、「読みやすさと」と「理解のしやすさ」は異なること、測定ツールによって特徴が異なる[53]ことに留意して利用する必要がある。

図5-2 ◆ 健康情報を伝える日本語テキストとリーダビリティ測定結果

1）環境中たばこ煙　　　　①10年生 / ②7.21年生 / ③上級前半 / ④「難しい」レベル

　室内において喫煙者の吐き出す呼出煙とたばこの点火部から立ち上る副流煙が混じり合った総称で、室内空気汚染物質の主たるものです。国際がん研究機構（IARC）や米国環境保護局（EPA）は、ETSをヒト発がん物質に分類しています。環境中たばこ煙が非喫煙者の肺がんの原因になることは、1981（昭和56）年に疫学的に初めて証明されましたが、EPAはそれ以降の多くの疫学研究を体系的に評価して、「受動喫煙の呼吸器系への影響：肺がんとその他の疾患」という報告書を発表しました。…（後略）

2）慢性影響：呼吸器系　　①9年生 / ②10.29年生/ ③上級後半 / ④「難しい」レベル

　当然ですが喫煙は、咳や痰といった呼吸器症状の原因です。喫煙は肺がんの原因であるだけでなく、気道や肺胞を障害することにより、肺気腫、気管支炎、慢性的な気道の閉塞の原因となります。こうした状態のもとでは肺炎などを起こしやすくなります。
…（中略）…
喫煙は自然気胸の危険因子の一つであり、また石綿（アスベスト）曝露による肺病変の発生を促進します。最近、喫煙の呼吸器に対する影響のメカニズムに関する免疫学的、分子生物学的研究などの基礎研究が進歩し、慢性閉塞性肺疾患の機序が解明されてきました。

※下線は筆者による

（文献54より）

　試しに、Web上の「厚生労働省の最新たばこ情報」[54]というサイトに掲載されている2種類の健康情報を伝える日本語テキストを、表5-1（p.79）で示した4種類のツールで測定してみよう（**図5-2**）。各タイトルの右にある□内が、順に①〜④のツールによる計測結果の評点である。ツールによって結果は違うが、『②日本語リーダビリティ測定』と『③日本語文章難易度判別システム』の2つのツールで、1）より2）の方が「難しい」と判定されている。

　高校以上を卒業した人が8割を超える日本[55]では、2〜3学年低めとすると、「6〜7年生レベル」が目標となる。②のツールによる計測結果では、1）のテキストは目標の範囲内だが、2）のテキストは難し過ぎることになる。

　『①日本語テキストの難易度を測る』の結果が他のものと逆転しているのは、このツールは「小学校中学年以上で学年判定が高くなることがある」という指摘に合致する[52]。また、『④チュウ太の道具箱』がいずれも「難しい」と判定しているのは、日本語能力試験の出題基準には、医学用語がほとんど含まれないためと考えられる[56]。

2 語彙の工夫

　リーダビリティの観点からテキストを改善するには、語彙の置き換えや説明が最も効果的であることがわかっている[57]。どの語を置き換えた方がよいかは、④のツールで級別に表示される語彙、特に「級外」と示された語に着目するとよい。中には「曝露」「肺気腫」といった、医学あるいは科学技術分野の専門用語も含まれるが、「喫煙」「小児」のように一般でも使われるような語も見られる。

　医学用語を置き換える際に参考にできる資料の1つは、「病院の言葉」プロジェクトの成果である（表5-3、前頁）。ただし、具体的に例示されているのが57語にとどまっ

ているため，逐一の参照は難しい．また，口頭での補足説明も想定されており，代替語を埋め込むだけでわかりやすくなるとは限らないので，さらに工夫が必要である．

いわゆる医学用語以外にも，通常使われない漢語，つまり漢字を音読みする熟語にも一般の人々は違和感がある[57]．例えば，図5-2で示した2）のテキストの下線部は，「気道や肺胞を障害する → 気道や肺に悪い影響がある」「気道の閉塞 → 気道がふさがる」「石綿（アスベスト）曝露による肺病変 → 石綿（アスベスト）を吸い込んだことによる肺の病気」「機序が解明されて → 仕組みがわかって」のように置き換えを提案できる．

その他にも，先行研究から判明している，改善の際に留意すべきことが2つある．1つは，説明が必要だからといって安易に括弧づけで説明を付け加えると，意味はわかっても「読みやすさ」を損ねることがあることである[58]．

もう1つは，漢字を機械的にカナに置き換えても，かえって意味がとりにくくなるため，漢字のままとする方が得策なこともあることである．同じ文字種が続くと，やはり読みにくくなるためだ[53]．加えて，もちろん，改善後はリーダビリティだけでなく，医学的な見地で間違いがないか，伝えたかった内容と異ならないか，といった点について内容の専門家による再確認が必要である．

│3│ 学際的研究の重要性

ヘルスリテラシーと情報の接点として，類似の概念である情報リテラシー，メディアリテラシー，そして機能的ヘルスリテラシーを補完するリーダビリティ研究とその応用について述べてきた．わかりやすい文書の作成に当たっては，患者や一般の人々との協働の取り組みもある．実際の改善では，指摘された問題点が，本節で主に解説してきたリーダビリティにかかわるテキストの言語的側面に起因するのか，あるいは手段・様式・内容にかかわる情報伝達の側面なのかを切り分け，適切な実証研究の成果を応用すると効率的であろう．

健康情報の活用を支える研究分野は，多岐にわたる．今後もヘルスリテラシー問題を解決するために，学際的な研究に注目していくことが重要である．

（酒井由紀子）

│ 引用・参考文献

1） Nielsen-Bohlman, L., et al. Health Literacy: A Prescription to End Confusion, Washington, D.C., National Academies Press, 2004.
2） Nutbeam D. Health literacy as a public health goal: a challenge for contemporary health education and communication strategies into the 21st century. Health Promot Int 2000;15 (3) :259-67.
3） Sørensen K, Van den Broucke S, Fullam J, Doyle G, Pelikan J, Slonska Z et al. Health literacy and public health: a systematic review and integration of definitions and models. BMC Public Health 2012;12:80.
4） American Library Association. Presidential Committee on Information Literacy. Final Report.1989. http://www.ala.org/acrl/publications/whitepapers/presidential, (accessed 2017-03-28).
5） 北澤京子『患者のための医療情報収集ガイド』筑摩書房，2009年
6）「メディアリテラシー」『日本大百科全書』小学館（参照2015-08-08）

7）中山健夫『健康・医療の情報を読み解く：健康情報学への招待 第2版』丸善出版，2014年
8）坪野吉孝『食べ物とがん予防: 健康情報をどう読むか』文芸春秋，2002年
9）「医療・健康情報の評価」日本医学図書館協会，医療・健康情報ワーキンググループ監修・編集『やってみよう図書館での医療・健康情報サービス 第3版』日本医学図書館協会，2017年．p.150-166．
10）メディアドクター研究会 これまでの評価基準＆評価方法 http://www.mediadoctor.jp/menu/search.html （参照2017-03-28）．
11）藤原哲「『情報の伝え方』に挑む『サイエンス・コミュニケーション』」林敏郎編『情報を斬る（ソシオ情報シリーズ 4）』一藝社，2005年．p.125．
12）酒井由紀子「健康医学情報の伝達におけるリーダビリティ」慶應義塾大学博士論文．2012年2月提出．p.1, 2, 4の図を一部改変
13）Baker, D.W. The meaning and the measure of health literacy. Journal of General Internal Medicine 2006;21 (8) :878-83.
14）Dorney, Jacqueline M. The Plain English Movement. ERIC Digest. 1987. ERIC Identifier: ED284273. http://www.ericdigests.org/pre-926/english.htm, (accessed 2017-03-28).
15）National Institutes of Health. Plain Language at NIH. http://www.nih.gov/clearcommunication/plainlanguage/, (accessed 2017-03-28).
16）中山和弘, 大坂和可子, 戸ヶ里泰典, 石川ひろの, 米倉佑貴, 松本真欣, 関戸亜衣「日本人のヘルスリテラシーは低いのか？：全国Web調査によるEU8ヶ国との比較」日本公衆衛生学会総会抄録集 2014;73:337.
17）酒井由紀子, 國本千裕, 倉田敬子「日本における健康医学情報の探索行動：2008年および2013年調査の結果」日本図書館情報学会誌 2015;61 (2) :82-95.
18）厚生労働省「平成23年受療行動調査（確定数）の概況」受療行動調査 2011年 http://www.mhlw.go.jp/toukei/saikin/hw/jyuryo/11/kakutei.html, (参照 2015-08-08).
19）杉森裕樹, 中山健夫「ヘルスリテラシーの重要性」からだの科学 2006;250:26-30.
20）磯部光章『話を聞かない医師. 思いが言えない患者』集英社，2011年
21）酒井由紀子「日本の医療現場における患者向け説明文書の実態とヘルスリテラシー研究の課題」三田図書館・情報学会2007年度研究大会．2007年11月10日．慶應義塾大学（東京）．
22）酒井由紀子「北米における消費者健康情報（Consumer Health Information）の歴史と現状」奈良岡功，山室真知子，酒井由紀子『JMLA叢書 3　健康・医学情報を市民へ』日本医学図書館協会，2004年．p.67-130.
23）Kars Marge, Baker Lynda M, Wilson Feleta L. ed. Medical Library Association Guide to Health Literacy. Neal-Schuman Publishers, 2008. p.314.
24）野田尚史「『やさしい日本語』から『ユニバーサルな日本語コミュニケーション』へ」日本語教育 2014;158: 4 -18.
25）Klare, G. R., et al. "Readability". Handbook of Reading Research［1］, New York, Longman, 1984, p. 681-744.
26）Klare, G.R. Readability standards for Army-wide publications. U.S. Army Administration Center, 1979.
27）Friedman, D. B.; Hoffman-Goetz, L. A systematic review of readability and comprehension instruments used for print and web-based cancer information. Health Education & Behavior 2006;33 (3) :352-73
28）Eaton, M. L.;Holloway, R. L. Patient comprehension of written drug information. American Journal of Hospital Pharmacy 1980;37 (2) :240-3.
29）Bauman, A. The comprehensibility of asthma education materials. Patient Education and Counseling 2010;32:S51-S59.
30）Basara, L. R.;Juergens, J. P. Patient package insert readability and design. American Pharmacy 1994;NS34 (8) :48-53.
31）Williams, Donald M.; Counselman, Francis L.; Caggiano, Christopher D. Emergency department discharge instructions and patient literacy: A problem of disparity. The American Journal of Emergency Medicine 1996;14 (1) :19-22.
32）Berland G. K. et al. Health information on the Internet: accessibility, quality, and readability in English and Spanish. JAMA 2001;285 (20) :2612-21.
33）Hearth-Holmes, M., et al. Literacy in patients with a chronic disease: Systemic lupus erythematosus and

the reading level of patient education materials. The Journal of Rheumatology 1997;24 (12) :2335-9.
34）Taylor, W.L. Cloze procedure: A new tool for measuring readability. Journalism Quarterly 1953;30:415-33.
35）Miller, M.J.; DeWitt, J.E.; McCleeary, E.R.; O'Keefe, K.J. Application of the Cloze Procedure to evaluate comprehension and demonstrate rewriting of pharmacy educational materials. Annals of Pharmacotherapy 2009;43:650-7.
36）Mccray, A.T. Promoting health literacy. Journal of the American Medical Informatics Association 2004;12 (2) :152-63.
37）Davis, T. C.; Holcombe, R. F.; Berkel,H. J.; Pramanik,S.; Divers,S. G. Informed consent for clinical trials: A comparative study of standard versus simplified forms. Journal of the National Cancer Institute 1998;90 (9) :668-74.
38）Meade, Cathy D.; Smith, Cyrus F. Readability formulas: Cautions and criteria. Patient Education and Counseling 1991;17 (2) :153-8.
39）Baker, Lynda M.; Gollop, Claudia J. Medical Textbooks: can lay people read and understand them? Library Trends 2004;53 (2) :336-47.
40）Samora, J., et al. Medical Vocabulary knowledge among hospital patients. Journal of Health and Human Behavior 1961; 2 :83-9.
41）Consumer Health Vocabulary Initiative. http://consumerhealthvocab.org/, （accessed 2017-03-28）.
42）Unified Medical Language System®. https://www.nlm.nih.gov/research/umls/, （accessed 2017-03-28）.
43）Keselman, A.; Smith, CA., Divita, G., Kim, H.; Browne, AC.; Leroy, G.; Zeng-Treitler Q. Consumer health concepts that do not map to the UMLS: where do they fit?. Journal of the American Medical Informatics Association 2008;15 (4) :496-505.
44）Benton, A.; Holmes, J.H.; Chung, A.; Ungar, L. Medpie: an information extraction package for medical board posts. Bioinformatics 2012;28 (5) :743-4.
45）日本語テキストの難易度を測る．http://kotoba.nuee.nagoya-u.ac.jp/sc/readability/,（参照 2017-03-28）．
46）リーダビリティ・リサーチ・ラボ　http://readability.nagaokaut.ac.jp/readability/,（参照 2017-03-28）．
47）日本語文章難易度判別システム　beta版　http://jreadability.net/,（参照 2017-03-28）．
48）チュウ太の道具箱　http://language.tiu.ac.jp/tools.html,（参照 2017-03-28）．
49）日本語能力試験は2010年に改定されて以降，出題基準は非公開である。『チュウ太の道具箱』は旧試験の出題基準を参照して設計されている。　https://www.jlpt.jp/faq/index.html,（参照 2017-03-28）．
50）野呂幾久子,邑本俊亮「インフォームド・コンセント説明文書のわかりやすさと情緒的配慮の記述が患者アウトカムに与える影響：大学生を対象とした調査」日本保健医療行動科学会年報 2009;24:102-16.
51）酒井由紀子『健康医学情報の伝達におけるリーダビリティ』樹村房，2018年
52）国立国語研究所「病院の言葉」委員会編著『病院の言葉を分かりやすく：工夫の提案』勁草書房，2009年，p.234
53）柴崎秀子「リーダビリティ研究と『やさしい日本語』」日本語教育 2014;158:49-65.
54）厚生労働省の最新たばこ情報　http://www.health-net.or.jp/tobacco/front.html,（参照2017-03-28）
55）総務省統計局「国勢調査からわかったこと（平成22年）」http://www.stat.go.jp/data/kokusei/2010/users-g/wakatta.htm#jump2,（参照 2017-03-28）．
56）岩田一成「看護師国家試験対策と『やさしい日本語』」日本語教育 2014;158:36-48.
57）Sakai, Y. The role of readability in effective health communication: An experiment using a Japanese text on chronic suppurative otitis media. Health Information and Libraries Journal 2013;30 (3) :220-31.
58）酒井由紀子「健康医学情報を伝える日本語テキストのリーダビリティの改善とその評価：一般市民向け疾病説明テキストの読みやすさと内容理解のしやすさの改善実験」Library and Information Science. 2011;65:1-35.

第 6 章

学校における ヘルスリテラシーに 着目した取り組み

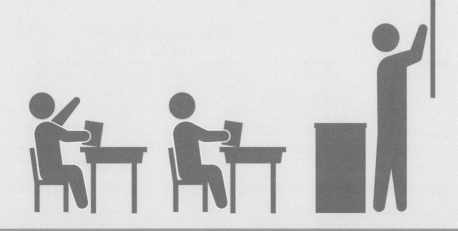

1 学校教育でのヘルスリテラシーの捉え方

|1| 学校教育とヘルスリテラシー

ヘルスリテラシーを育成する「場」として,学校は重要な役割を果たしている。その理由として,学業と健康との間には非常に密接な関係があることが挙げられる[1]。学校教育によって習得する一般的な知識やスキルは,子どもたちの健康を保持・増進するためにも役立ち,一方でヘルスリテラシーの育成も,後述するような汎用的能力として学業全般に影響を及ぼすと考えられる。

近年,ヘルスリテラシーの研究領域では,子どもたちを対象としたものが増えてきている。例えば,医学系の代表的なデータベースであるPubMedによって,1970年から2012年3月までに発表されたヘルスリテラシーに関する論文を検索した結果,「成人(Adults)」の論文に次いで,「学業成績(Academic achievement)」に関する論文が多く,続いて「子ども(Children)」「青少年(Adolescents)」の論文が数多くヒットしたという報告がある[2]。「学校」をフィールドとしたヘルスリテラシーの研究や実践は,今後さらに増えると思われる。

ところで,ヘルスリテラシーに関する教育は,教育課程全体で取り組むものと考えられるが,St Legerは,Nutbeamが示した3つのレベルのヘルスリテラシーを**表6-1**のように学校教育に当てはめている[3]。ここで挙げられている学習活動は,学校教育全般で行われているものであり,特に先進国では決して珍しいものではない。もちろん,すべての国の教育課程においてそのまま当てはまるものではないが,近年の世界各国の学校教育が目指している資質・能力の育成と同じ方向性をもつものと考えることができる。

表6-1 ◆ 学校教育におけるヘルスリテラシーのレベル

ヘルスリテラシーのレベル	内容	アウトカム	教育活動の例
機能的ヘルスリテラシー	基本的情報の伝達 ・衛生 ・栄養 ・安全 ・薬物 ・人間関係 ・セクシュアリティ ・親の役割	健康を阻害および促進する要因に関する知識が増える。	・教室での授業 ・読書
相互作用的ヘルスリテラシー	特定のスキルの育成 例えば, ・問題解決 ・食品選択 ・衛生 ・コミュニケーション	健康関連行動(運動や非喫煙など)の実践を通じて,主体性を身につけ,健康の自己管理ができる。また健康情報・サービスにアクセスできる。	・学校でのグループワーク ・学外での課題学習 ・学校での健康課題の分析と討論
批判的ヘルスリテラシー	学校・地域での学習 ・社会の不平等 ・健康の決定要因 ・方策の開発 ・変化の方法	地域社会に参加して,逆境にある集団の健康改善のために行動できる。	・生徒が選んだ,または現在の政策や実践において直面している学校・地域の課題への取り組み

(文献3より,筆者により一部改変)

|2| 「21世紀型能力」とヘルスリテラシー

わが国では国立教育政策研究所が，学校教育において教科・領域横断的に育成することが求められる資質・能力を抽出し，「21世紀型能力」として提案した[4]。「21世紀型能力」は，「21世紀を生き抜く力をもった市民」としての日本人に求められる能力として，社会の変化に対応できる汎用的能力を表しており，近年諸外国の教育政策で取り上げている「キー・コンピテンシー」を日本版として示したものである。コンピテンシーは，断片化された知識やスキルではなく，人間の全体的な能力として定義されたもので，「キー・コンピテンシー」の概念は，OECDや各国の学校教育で育成が求められる資質・能力として提示され，各国のカリキュラムに導入されている。

国立教育政策研究所が提案した「21世紀型能力」は，**図6-1**のように3層構造をもっている。「思考力」を中核として，それを支える「基礎力」と，思考力の使い方を方向づける「実践力」で構成されている。特に重要とされるのが，思考力である。思考力には，「問題解決」や「批判的思考力」（クリティカルシンキング）などが含まれており，これらは学校健康教育におけるヘルスリテラシーとの類似性が指摘できる。すなわち，ヘルスリテラシーとは，学校健康教育で育成すべき児童生徒の資質・能力と言い換えることができるであろう。

このような資質・能力は，OECDが2000年から実施しているPISA調査で測定している「読解力」「数学的リテラシー」「科学的リテラシー」にも通じるものであり，将来，子どもたちが生きていく上で必要とされる「実践力」へとつながるものである。また，特定の教科のみで育成される資質・能力ではなく，様々な教育活動によって身につくいわゆる汎用的能力である。したがって，ヘルスリテラシーも学校健康教育を中心として，他の教科等の教育活動とも関係を保ちながら育成される資質・能力として捉えることができるであろう。

図6-1 ◆ 21世紀型能力の3層構造

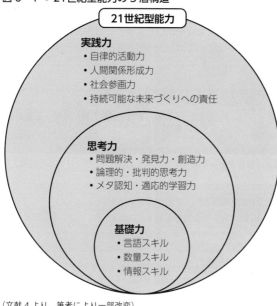

（文献4より，筆者により一部改変）

2 学校健康教育におけるヘルスリテラシーの位置づけ

|1| 米国の学校健康教育における取り組み

[①全国健康教育基準とヘルスリテラシー]

　米国は，世界でもいち早く学校教育にヘルスリテラシーを位置づけた国である。1990年には，健康教育用語に関する合同委員会（The Joint Committee on Health Education Terminology）によって，ヘルスリテラシーが「基本的な健康情報や健康サービスを知り，それを解釈・理解することのできる能力であり，また健康状態を高めるようにそのような情報やサービスを活用できる能力」と定義された[5]。この定義は，1995年に策定された「全国健康教育基準（National Health Education Standards）」で採用され，ヘルスリテラシーの育成は米国における学校健康教育の目標として位置づいている。なお，米国の学校健康教育で用いられているヘルスリテラシーの定義は，WHOによる定義と異なっており，独自に発展してきたものである。

　米国では，学校教育に関する責任や権限は，基本的に各州に置かれている。したがって，各教科の教育基準もまた，各州が独自に設定することが一般的である。しかし多くの教科において，教科内容に関連した学会や団体等によって全米の基準すなわちNational Standardsが作成されている。

　健康教育においても例外ではなく，米国健康教育学会や米国学校保健学会などが参加した「全国健康教育基準に関する合同委員会」によって全国健康教育基準が策定され，米国がん協会（American Cancer Society）の助成により1995年に発表された[6]。

　全国健康教育基準は，各州の学校健康教育に対して拘束力をもつものではないが，実際には全米の3分の2以上の州がこれを導入し，州独自の学習目標づくりの参考とした。その後，約10年を経て，新たに全国健康教育基準の改訂版が策定され，2006年末に公表された（**表6-2**）[7]。

　ここで示された8つの基準は，さらに学年段階別のパフォーマンス指標（行動から見た評価の指標）に分けられている。例えば，「基準3　児童生徒は，健康に役に立

表6-2 ◆ 米国の全国健康教育基準(改訂版)

基準1	児童生徒は，ヘルスプロモーションと疾病予防に関する概念を理解するようになる。
基準2	児童生徒は，家族，仲間，文化，メディア，科学技術，その他の要因が保健行動に与える影響を分析するようになる。
基準3	児童生徒は，健康に役に立つ情報，製品，サービスを利用できる能力を示すようになる。
基準4	児童生徒は，健康を高めたり健康のリスクを回避・低減したりするために，対人コミュニケーションスキルの能力を示すようになる。
基準5	児童生徒は，健康を高めるための意思決定スキルの能力を示すようになる。
基準6	児童生徒は，健康を高めるための目標設定スキルの能力を示すようになる。
基準7	児童生徒は，健康を高める行動を実践する能力や健康リスクを回避・低減する能力を示すようになる。
基準8	児童生徒は，個人，家族，そしてコミュニティの健康のために，健康を主張する能力を示すようになる。

(文献7より)

つ情報，製品，サービスを利用できる能力を示すようになる。」の 9 年生～12年生（中学 3 年生～高校 3 年生）におけるパフォーマンス指標は，

- 有益な健康情報，製品，サービスの妥当性を評価する
- 有益な健康情報をもたらす家庭・学校・地域の資源を利用する
- 健康に役立つ製品やサービスの入手しやすさを明らかにする
- いつ専門的な保健サービスを必要とするかを明らかにする
- 妥当性があり信頼できる製品や保健サービスを利用する

で構成されている[8]。これらは，後述する「ヘルスリテラシーを身につけた姿」を表すと捉えることができるであろう。

[②学校健康教育の目標としてのヘルスリテラシー]

前述の全国健康教育基準では，ヘルスリテラシーの育成を学校健康教育の目標として位置づけている。表 6-2 で示した基準に沿って構成された学校健康教育を通じて，ヘルスリテラシーが育成されるというものである。そして，ヘルスリテラシーの育成は，子どもたちが健康的な行動を身につけ，維持することにつながると説明している[7]。

ところで，全国健康教育基準において，「ヘルスリテラシーを身につけた人間」とは，

- 批判的に思考し，問題解決する人間
- 上手にコミュニケーションできる人間
- 責任ある生産的な人間
- 自己学習できる人間

としている。これら 4 つの要素は，ヘルスリテラシーの下位概念と捉えることもできる。

なお，カリフォルニア州が独自に作成している「ヘルスフレームワーク」でも，全国健康教育基準で採用されたものと同じヘルスリテラシーの定義を用いて，学校健康教育の目標が設定されている[5]。しかし，下位概念は全国健康教育基準のものとは異なり，次の 4 つが挙げられている。

- 生涯にわたる自分の健康に対して，責任をもつ
- 他者の健康を尊重し，他者へのヘルスプロモーションを実践する
- 発育発達の過程を理解する
- 健康に関連した情報，製品，サービスを適切に利用する

このように，ヘルスリテラシーの下位概念は画一のものではなく，しかも，能力にとどまらず知識をも含む概念として捉える場合もある。

それから，全国健康教育基準と具体的な健康課題（危険行動）・健康教育の内容領域との関係は，**図 6-2**（次頁）のように示されている[7]。この図に示された内容領域を取り上げ，前述の基準を達成するように学習し，具体的な健康課題（危険行動）の予防や解決に導くと考えることができる。

図6-2 ◆ 米国の全国健康教育基準と健康教育の内容領域・危険行動との関係

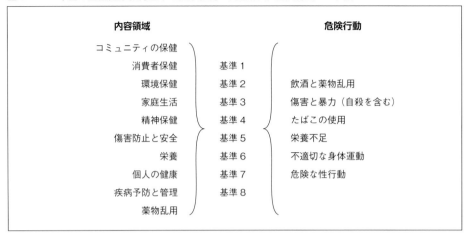

(文献7より)

2 日本の保健教育における現状

①保健教育とヘルスリテラシー

　日本の保健教育（教科における「保健学習」と，特別活動等における「保健指導」）では，ヘルスリテラシー自体が取り上げられたことはないが，過去にヘルスリテラシーに含まれる要素について議論されている。

　例えば，2005年に中央教育審議会の「健やかな体を育む教育の在り方に関する専門部会」が発表した，「健やかな体を育む教育の在り方に関する専門部会これまでの審議の状況―すべての子どもたちが身に付けているべきミニマムとは？―」では，保健教育において「すべての子どもたちが身に付けるべきもの」を審議検討するに当たって留意する点を挙げている。すなわち，「（1）『自他の命を大切にする』という視点」「（2）次の世代につながる教育という視点」「（3）情報を収集し正しく理解し判断する力を育成していくという視点」「（4）知識を行動に結び付ける力を育成していくという視点」である。この中で特に「（3）情報を収集し正しく理解し判断する力を育成していくという視点」は，批判的思考力（クリティカルシンキング）を想定したものと捉えることができ，ヘルスリテラシーの概念に近いものとなっている。

　また，2008年の中央教育審議会「幼稚園，小学校，中学校，高等学校及び特別支援学校の学習指導要領等の改善について（答申）」でも，保健教育の課題について，「自らの健康管理に必要な情報を収集して判断し，行動を選択していくことが一層求められる」ことが記載されている。これも，前述の視点と同様の指摘である。

　2009年に改訂された高等学校学習指導要領の保健体育科科目「保健」の解説では，「現代社会と健康」の単元において，次のように記載されている[9]。

　「適切な意志決定や行動選択を行うには，十分に情報を集め，思考・判断すること，行動に当たっては自分なりの計画・評価を行うこと，及び社会的な影響力に適切に対処することなどが重要であることについて触れるようにする。」

　これも，批判的思考力を直接述べたものではないが，健康情報の「収集」とそれに対する「思考・判断」について書かれている点は重要である。

コラム 6-1　情報教育と健康情報

　健康情報の扱いを学ぶ上で参考となるのが，情報教育である。「高等学校学習指導要領解説 情報編」には，教科「情報科」について次のような記載がある[10]。
　「情報の信頼性や信憑性については，他の情報と組み合わせることによってはじめて判断することができることを理解させ，類似の内容の情報について，情報の発信源を整理したり，情報の表現内容や方法の違いを比較したりするといった，情報の信頼性や信憑性を評価する方法について習得させる。」
　また同時に，情報モラルについての指導の重要性についても取り上げている。
　「情報セキュリティを確保する方法を習得させ，情報モラルに配慮して，責任ある行動をとることができる態度を養う。」
　健康情報も1つの情報である以上，信憑性の高い，正しい情報を選び出す力が必要であるとともに，自分から発信する情報にも責任をもたなければならない。先に述べた米国の全国健康教育基準において，「ヘルスリテラシーを身につけた人間」として示された要素の1つに，「責任ある生産的な人間」が挙げられていたが，健康情報の発信者という立場から学校健康教育を捉えることも必要であろう。

[②保健教育でどのようにヘルスリテラシーを育成するか]

　では，保健教育において，ヘルスリテラシーをどのように育成すればよいのか。
　まず，健康問題全体にかかわる基本的概念を学ぶ必要がある。例えば，個人の発育発達と老化のプロセス，健康的な行動を規定している諸要因などは，個別の健康問題に関係なく普遍的なものと言えるだろう。先に紹介した米国の全国健康教育基準でも，「基準1」として，「児童生徒は，ヘルスプロモーションと疾病予防に関する概念を理解するようになる」が挙げられていた。
　ヘルスリテラシーは認知的・社会的スキルという側面が強いが，学校教育においては，基本的概念の習得は不可欠である。このような基本的概念を，特定の健康問題（感染症，薬物乱用など）を例として，情報の収集や分析，予防方法の検討など様々な側面から考えていく。
　さらに，自分だけの問題として捉えるのではなく，周囲の人々やより広い社会に向けて，適切な健康情報を伝えていくこともまた有益な学習活動である。その際，できる限り周囲の資源を利用することがポイントとなる。その点において，ICTを活用した学習が力を発揮することは言うまでもない。

3　ヘルスリテラシーを育成する学校健康教育の実践

|1| ヘルスリテラシーの育成に効果的な学習活動とは

　ヘルスリテラシーの育成を目標とする学校健康教育では，どのような学習活動が効果的なのだろうか。

例えば、「高等学校学習指導要領解説 保健体育科編」では、指導に際しては「知識を活用する学習活動を取り入れるなどの指導方法の工夫を行うもの」として、次のような記載がある。

「指導に当たっては、ディスカッション、ブレインストーミング、ロールプレイング（役割演技法）、心肺蘇生法などの実習や実験、課題学習などを取り入れること、（中略）多様な指導方法の工夫を行うよう配慮する」

思考力・判断力を育成する視点からは、以上のような活動を積極的に取り入れていくことになる。しかし、これらは、身につけた知識を活用するための学習活動であり、単に活動を取り入れるということではないことに注意が必要である。

また、前述の資質・能力の育成にかかわり、「アクティブ・ラーニング」も注目されている。文部科学省によると、「アクティブ・ラーニング」とは次の通りである[11]。

「学修者が能動的に学修することによって、認知的、倫理的、社会的能力、教養、知識、経験を含めた汎用的能力の育成を図る。発見学習、問題解決学習、体験学習、調査学習等が含まれるが、教室内でのグループ・ディスカッション、ディベート、グループ・ワーク等も有効なアクティブ・ラーニングの方法である。」

このように、「汎用的能力の育成を図る」という点に特徴があり、前述の「21世紀型能力」の育成につながるものである。ヘルスリテラシーの育成についても、同様の手法が効果的であると考えられる。

2 中学校保健体育科保健分野におけるヘルスリテラシーの授業実践例

ここでは、中学校で行われたヘルスリテラシーの育成にかかわる授業実践について紹介する。この授業研究の詳細は、山本らの論文[12]に掲載されている。

この授業は、「健康情報リテラシー」すなわち、健康に関する情報活用能力に焦点を当てた実践である。健康情報リテラシーは、ヘルスリテラシーと同義で用いられることもあるが[13]、ここでは健康情報に対する「批判的思考力」を中核とした概念として捉え、広義のヘルスリテラシーと区別するために、「健康情報リテラシー」と呼んでいる。むしろ、「批判的リテラシー」（p.3参照）に近い概念と言えるであろう。

[①教科および対象者]

中学校保健体育科保健分野の授業として、中学校1学年を対象として実施した。

[②授業名]

「健康情報の正しい選択方法」

[③授業のねらい]
- 健康情報の表（おもて）に現れない隠れた部分を推測し、情報の発信者は誰か、目的は何か、どのようなテクニックが使用されているかを理解する。
- 健康情報を評価するポイント「誰が」「どのような目的で」「何を根拠に」を理解し、「健康情報評価カード」を活用して、実際の健康情報を評価できるようになる。

[④教材]
- 健康情報評価カード（**図6-3**）
- 「テレビ健康番組ねつ造問題」のプリント
- ダイエットに関する広告例

「健康情報評価カード」は，本授業とそれに関連する授業を進めるために独自に開発されたものであり，健康情報の信憑性を5項目で評価するようにできている。

図6-3 ◆ 健康情報評価カード

健康情報評価カード 　　　　年　月　日		
年　組　番・氏名		
・当てはまる内容の評価得点に○をつけましょう。 ・評価項目1.～5.の合計点を出して，評価（A・B・C）をつけましょう。		
情報源の名称		
情報の種類　○をつけましょう 　書籍・雑誌・インターネット・テレビ番組・広告 　その他（　　　　　　　　　　　　）		
情報制作者名（団体名） インターネットのアドレス		
情報を評価する項目（どれにも当てはまらない場合は0点とする）		評価得点
1. 情報提供者の所属 「誰が」	営利目的のない専門家や団体 　（医者・研究所・省庁・学会など） 営利目的もある健康関係の団体 　（医薬品会社・テレビ番組・雑誌広告） 所属不明または営利目的の強い団体や個人	2点 1点 0点
2. 情報提供の目的 「どのような目的で」	研究の発表 情報の提供 営利目的が強い	2点 1点 0点
3. 科学的根拠 「何を根拠に」	学会や論文で発表された内容を説明 専門家としてわかっている知識を説明 出典先（引用先）の示されたデータを使用 体験者の声やお礼の手紙 事前事後の比較写真や感想	2点 1点 1点 0点 0点
4. 副作用や害について	副作用や害についても記述している 副作用や害がないという証拠を示している 副作用や害についてふれていない	2点 1点 0点
5. 広告の表現方法	結果やわかったことを通常の表現で説明 誇大表現を使用 　（即効性・奇跡の・驚きの・話題の・絶対・万能など）	1点 0点
評価　　6点以上　A　　　信頼できる　　　　合計点　　点 　　　　4点以上　B　　　少し信頼できる　　評価　　A・B・C 　　　　3点以下　C　　　疑うべき		

（文献12より）

[⑤指導案]

指導案は**表6-3**に示した通りである。健康情報リテラシーを育成するための学習内容は，主に次の2点である。1点目は，健康情報の発信者，目的，テクニックから情報の信憑性を判断すること。2点目は，健康情報を評価するために，「誰が」「どのような目的で」「何を根拠に」を調べることである。

そして，その2点で学習したスキルを活用するために，「健康情報評価カード」を用いて実際のインターネット上にあるWebサイトを評価する演習を行った。

表6-3 ◆ 指導案

	◇学習内容　・学習活動
導入	・テレビ健康番組ねつ造問題を例に，健康情報の表と裏の部分について考える。 　（表の部分） 　　目にする健康情報は，必要な情報の一部である。 　（裏の部分） 　　健康情報には，表に出さない（わざと見せない）裏の部分がある。 　　　営利目的・視聴率・研究成果を出したい 　　　反対の情報（効果がないなど）を隠したい 　　　副作用や害を隠したい
展開	**1. 健康情報の見えない部分を推測しよう。** ◇健康情報の発信者，目的，テクニックから情報の信憑性を判断すること。 ・○○ダイエットの広告を見て，見えない部分を推測する。 　　情報の発信者はどのような人か 　　情報の目的は何か 　　広告には，どのようなテクニックが使用されているか **2. 健康情報評価カードで健康情報を評価しよう。** ◇健康情報を評価するために，「誰が」「どのような目的で」「何を根拠に」を調べること。 ・googleを使用し，「身長　伸ばす」で検索したサイトの中から怪しいと思うサイトと信頼できそうなサイトを1つずつ選んで評価してみる。 ・健康情報評価カードを使用し，次の項目について評価を行う。 　　3大ポイント　①誰が　②どのような目的で　③何を根拠に 　　プラスして調べること　④副作用や害について　⑤広告の表現方法
整理	・自分の調べたサイトの評価を発表する。 ・健康情報を評価するポイントについて確認する。

（文献12より）

[⑥評価の結果]

この授業を評価するために，「健康情報の批判的思考尺度」を開発した。項目は次の通りである。

項目1：あなたは健康情報を入手するときに本当にそうなのかまず疑問をもちますか
項目2：あなたは健康情報を入手するときに情報の発信源が誰なのか調べますか
項目3：あなたは健康情報を入手するときに情報の目的について考えますか
項目4：あなたは健康情報を入手するときに科学的根拠について調べようとしますか
項目5：あなたは健康情報を入手するときに情報の裏の部分について考えますか
項目6：あなたは健康情報を入手するときに疑問点が見つかればさらに調べますか
項目7：あなたは健康情報を入手するときに他の情報も参考にしますか

コラム 6-2　メンタルヘルスリテラシー教育

　ヘルスリテラシーの一領域として，「メンタルヘルスリテラシー」がある。精神保健に関する健康教育においてしばしば問題となるものとして，精神疾患に関するスティグマがある。スティグマは，社会の中でつくられたネガティブなレッテルであり，他人に知られると信用を失ったり，社会的地位が脅かされたりする属性を指す。

　精神疾患に関するスティグマは，患者への不当な偏見・差別を生む危険性があるとともに，患者自身も治療の開始を遅らせてしまう可能性がある。WHOが実施したWorld Mental Health Surveyの結果では，重大な精神疾患のケースであっても，先進国では50％が，発展途上国では85％が，調査実施時点で過去12か月以内に治療を受けていないことが報告されている[14]。

　スティグマを解消し，受診を促進するためには，社会的な環境づくりとともに，メンタルヘルスリテラシー教育を学校で推進することが重要とされている。

　各項目への回答は，「そう思う」「どちらかといえばそう思う」「どちらかといえばそう思わない」「そう思わない」の4段階評定とした。

　項目分析の結果，前記7項目は1因子であることが確認されたため，合計得点を「健康情報の批判的思考尺度」とした。なお，詳細は省略するが，信頼性（内的整合性および再テスト信頼性），妥当性は確認済みである。この尺度を用いて，この授業を行った介入群（78名）とこの授業を行っていない対照群（74人）について，授業前後の尺度得点を比較した結果，介入群において授業後に得点の有意な上昇が見られた（対応のあるt検定）。一方，対照群においては，有意差が見られなかった。

　このように，健康情報の正しい選択方法についての授業の学習効果を検証した結果，「健康情報の批判的思考尺度」得点が上昇し，その学習効果が認められた。

[⑦今後の課題]

　以上のように，本実践では保健教育におけるヘルスリテラシーの育成に，一定の教育効果があることが確かめられた。その上で，今後検討が必要な課題として，次のようなものが考えられる。まずは，具体的な健康課題を取り上げた場合に，健康情報リテラシーを育成することが，それぞれの健康課題の解決につながるかどうかという点である。本実践では「ダイエット」を取り上げたが，他の健康課題，例えば「安全な食品の選択」「医薬品の使用」などにおける教育効果を確かめる必要がある。それから，本実践のような教育の長期的効果を確かめることである。これについては，数か月もしくは数年継続する縦断的な研究が必要である。

　さらに，学校においてヘルスリテラシーの育成を目標とした教育を展開するための課題として，このような授業が学校健康教育に明確に位置づくものであるか，あるいはヘルスリテラシーの他の要素はどのように扱うか，などが挙げられるであろう。

（渡邉正樹，山本浩二）

4 大学の専門教育（看護基礎教育）における取り組み

|1| 看護基礎教育におけるヘルスリテラシー育成の必要性

　看護基礎教育の目的は看護者を育成することであり，保健・医療の専門職である看護者に高いヘルスリテラシーが必要であることは言うまでもない。しかしながら，実際の教育では，日々進歩する健康情報を入手・理解し，評価して患者等の対象者への看護にどう活用するかといった指導は行うものの，学生自身の健康を向上するための教育については規定等もなく，各学校に任せられている。

　看護職の喫煙率や飲酒率が一般女性と大差ない，あるいは高いといった報告[15) 16)]を鑑みると，健康に関する知識はあっても活用に至らない，つまりヘルスリテラシーが高いとは必ずしも言えない現状がうかがえる。とはいえ，以下の背景からも看護者自身のヘルスリテラシーが重要であることがわかる。

[①看護者の倫理綱領]

　日本看護協会による『看護業務基準』[17)]では，看護実践の責務の第一に「すべての看護実践は，『看護職の倫理綱領』[18)]に基づく」とされており，『看護者の倫理綱領』条文第12には，「看護者は，より質の高い看護を行うために，看護者自身の心身の健康の保持増進に努める」とある。つまり，看護者自身の健康の保持・増進は責務とされている。

[②看護者の職務]

　看護者の職務として，従来から，病院における患者教育，妊婦や褥婦への保健指導，地域住民や労働者への健康教育など，あらゆる場面で様々な健康レベルの人々に対し，対象者のセルフケア能力を高めるための支援が行われている。

　人々が健康に関するセルフケア能力を高める，つまりヘルスリテラシーを高めるための支援は，看護の重要な役割であり，そのためにはまず看護者自身が，健康情報を入手して理解し，評価して，活用する能力を身につける必要がある。

|2| 健康教育実践者に必要な知識や技術

　健康教育の目的は，対象となる人々のセルフケア能力を高めることである。そのためには，必要な知識を提供し，納得を得て実践への意欲を高め，どのように行うかといった具体的な技術を伝え，実際に行動に移すための支援をする必要がある。

　それゆえ，健康教育実践者には，様々な知識や技術が必要である（図6-4）。以下に，筆者が特に必要と考える項目を挙げる。

[①知識の提供を行うために必要な知識や技術]
- 医学系全般の専門知識
- 栄養，運動等に関する専門知識
- 本人の健康状況や生活を上記専門知識と関連させるアセスメント能力

- 必要な知識を相手の状況に合わせてわかりやすく伝える技術

[②意欲を高めるための支援に必要な知識や技術]
- 健康行動理論の活用
  ヘルスビリーフモデル，変化のステージモデル，セルフエフィカシー　など
- 健康教育実践者と対象者との信頼関係の形成

[③健康行動をとるための技術的な支援に必要な知識や技術]
- 適切な栄養や運動，休養など疾病予防や健康増進につながる生活習慣に関する知識
- 社会資源の活用

[④意欲・技術を高めるための支援に必要な知識や技術]
- 行動療法・技法の活用
  オペラント学習理論，刺激統制法，目標設定，セルフモニタリング，反応妨害法，習慣拮抗法，社会訓練技術，認知再構成法，再発防止訓練，ソーシャルサポート　など
- 発達心理学

[⑤上記支援を行うための基盤となる能力や態度]
- コミュニケーション能力，カウンセリング技術
- 対象者の価値観の尊重，対象者主体の姿勢（押し付けの教育をしない）
- 健康問題を生活の視点から捉える　など

　以上，紙面の都合上，箇条書きで示したが，それぞれの項目の詳細な説明については，他の専門書を参照願いたい。

図6-4 ◆ 行動変容を促す支援に必要な知識や技術

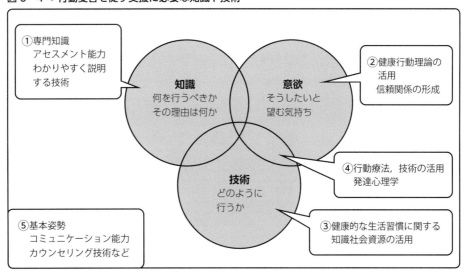

コラム 6-3 健康教育実践者の生活経験・スキルの重要性

　健康教育を実施するに当たり，図6-4（前頁）に示す知識や技術は最低限必要なものであるが，それらに加えて必要性を実感するのが，健康教育実践者自身の生活経験・スキルである。

　例えば，食事指導の際，旬の野菜や果物，魚，食材の保存の仕方，簡単な調理方法などを知らない場合，「野菜料理を一品増やしましょう」「野菜は茹でた方がたくさん食べられます」までは言えても，さらに一歩踏み込んだ実践的なアドバイスが難しい。年齢が若い人や家で親や奥さんが何でもやってくれる人などは，特に栄養面の健康教育における内容が具体性に欠けると感じることがある。

　これらは一朝一夕で身につくものではないため，子どもの頃からの家庭や学校における教育の必要性を感じる。筆者は学生に対し，食材の買い出しから調理，運動や休養のとり方など，自分自身で試行錯誤し，若いうちから生活スキルを身につけるように繰り返し強調して伝えている。

3 健康教育実践者を育成するための教育内容と学生のヘルスリテラシー育成

　前述の知識や技術，態度を育成するために，筆者が科目を担当する「健康教育学基礎」「健康教育学演習（個人支援，集団支援）」において実践している主な教育内容を紹介する（**表6-4**）。これら一連の教育は，ヘルスリテラシーという概念を取り入れたものではない。しかし，特に以下に挙げる2つの学習過程によって，ヘルスリテラシーにおける4つの能力である，健康情報の「入手」「理解」「評価」「活用」のプロセスや，「機能的ヘルスリテラシー」「相互作用的ヘルスリテラシー」「批判的ヘルスリテラシー」が，必然的に育成されていくと考える。

　1つは，2年次に行う自己の生活習慣分析と生活習慣改善の取り組みである。そこでは，自らの生活習慣を評価するために，健康リスクに関する情報を理解し，改善が必要と思われる行動を特定して行動目標を設定し，友人や家族の支援も受けながら生活習慣の改善に取り組み，目標達成の有無とその要因を分析する，という一連の過程を体験する。

　もう1つは，3年次に行う保健指導と集団健康教育のロールプレイ演習である（**図**

表6-4 ◆ 健康教育学における主な教育内容

科目名	対象学生	主な教育内容
健康教育学基礎	看護学科2年次全員	・健康教育の理念や目的，対象や場，方法，評価法，健康教育者の基本姿勢など（講義） ・健康行動理論，行動療法（講義） ・自己の生活習慣分析および生活習慣改善の取り組み（演習）
健康教育学演習（個人支援）	看護学科3年次保健師課程選択者	・事例を用いた個人への保健指導演習（事例のアセスメント，保健指導案の作成，教材の作成，ロールプレイの実施，相互評価，プロセスレコードの作成による自己評価）
健康教育学演習（集団支援）	〃	・効果的なプレゼンテーションの技術（講義） ・事例を用いた小グループへの健康教育演習（事例集団のアセスメント，健康教育案の作成，教材の作成，ロールプレイの実施，相互評価）

6-5）。この一連の学習の中で，対象事例の健康情報を読み取り，科学的根拠のある情報を選んだ上で（文献の種別や情報の発信元の確認等）アセスメントを行い，指導案を作成する過程において，情報の把握と理解，評価，知識を行動に移すための技術を学ぶことになる。

5 看護学科2年次におけるヘルスリテラシー育成の教育実践例

　ここからは，看護学科2年次生の「健康教育学基礎」における，自己の生活習慣分析と生活習慣改善の取り組みを紹介する。この演習のねらいは，将来，看護職として健康教育を実施する立場になる者として，主に以下の4点としている。

- 自分自身の健康管理を正しい方法で実施できること
- 保健指導を行う一連の過程（対象の生活状況の把握，アセスメント，問題の特定，行動目標の設定，実施，評価）を実践的に学ぶこと
- 生活習慣の改善の難しさを実感すること
- これらの体験と学びから，効果的な健康支援のあり方を考察すること

|1| 演習の内容

　本演習は，筆者が教材として作成した「生活習慣改善ノート」を用いて以下の内容を実施する。

[①生活習慣チェック]（図6-6，p.103）

　「健康によくない」とされる生活習慣のリストから，自分に当てはまる項目にチェックをする。この活動を通して自分の生活を振り返ると同時に，リストに挙げられている1つひとつの項目を読むことで，偏りのある生活習慣について大まかに理解することをねらいとしている。

[②3日間の食事記録と活動状況記録]（図6-7，p.104）

　「食事記録」（資料未掲載）には，食べた日時，誰と食べたか，メニューや食材，分量を記入し，「活動状況記録」には，歩数と24時間の行動内容を記録する。

図6-5 ◆ 健康教育学演習でのロールプレイ風景

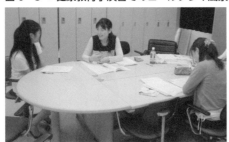

個別保健指導のロールプレイ

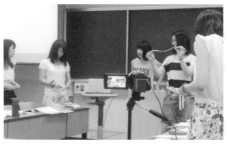

小集団健康教育のロールプレイ

その上で，参考資料（日本人の性・年齢別基礎代謝基準値，身長・体重別日本人体表面積早見表，体重（kg）のみを用いた基礎代謝の推定式（kcal/日），健康づくりのための身体活動基準2013：生活活動のメッツ表および運動のメッツ表）などをもとに，エネルギー消費量を計算する。

これらの作業により，食事と身体活動の状況に関する正確な情報を把握するための方法を学ぶ。

[③生活習慣チェックと食事・活動状況記録からの自己分析・評価]

生活習慣チェックの結果や，食事バランスガイドを用いての栄養分析，図6-7（p.104）の活動状況記録から，自己の生活習慣を評価する。また，自己の健康診断結果などとも照らし合わせる。

[④行動分析]

生活習慣，栄養や活動分析の自己評価に基づき，改善が必要だと思われる行動を特定し，どうしてそのような行動をとってしまうのか，行動の原因を分析する。また，その行動を改善した際に得られる健康への効果を，根拠に基づいて明らかにする。

[⑤行動目標の設定]

改善が必要だと思われる行動の中から，今回改善に取り組みたい行動を挙げ，行動目標を設定する。行動目標は，評価可能な具体的なもの（「なるべく」「控えめ」などは用いず，「○分行う」「○回に減らす」など）とする。

[⑥行動目標の実施状況記録（2週間）]（図6-8，p.105）

行動を改善する取り組みを実行し始めてから1週間後の授業時間内に，実施状況を振り返る時間を設ける。その上で，必要な場合（設定した目標に無理がある，あるいは簡易過ぎるなど）は，目標を変更する。

[⑦目標達成度の自己評価・分析]（図6-9，p.105）

設定した行動目標が達成できたかどうかを，「よくできた」から「できなかった」までの4段階で評価し，その理由を分析する。そして，目標とした行動が実践できなかった場合には，どうすれば実践できると思うかを記入する。

[⑧まとめ]

保健指導（健康教育）を実施する者として，以下についてグループで話し合う。

- 行動変容につながるための，効果的な行動目標とはどのようなものか
- 保健指導を実施する立場として，対象者の行動変容を促す，または維持するためのサポートはどうあるべきか
- その他学んだこと　など

図6-6 ◆ 生活習慣チェック

Ⅰ. 生活習慣チェック
　ここ1か月の生活習慣を振り返って，以下の項目をチェックしてみよう！
健康的な生活を送っていますか？

1. 食生活	チェック
1）栄養	
揚げ物，脂っぽいものを毎日食べる	
単品メニュー（丼，麺類，カレーなど）を毎日食べる	
魚よりも肉を多く食べる	
野菜の摂取は1日に小鉢3杯以下である	
豆や豆製品の摂取は1日に1食以下である	
海草やきのこを食べるのは週1回程度	
レトルト，インスタント食品を1日1食以上食べる	
外食で済ませることが多い	
麺の汁を残さず飲む	
味のついたおかずに，醤油やソースをかける	
マヨネーズやドレッシングをたっぷりかける	
菓子パンをよく食べる	
2）食べ方（回数，時間，早さなど）	
1日3回食べないことがある	
朝食を抜くことが多い	
夜9時以降に夕食をとることが多い	
他の人よりも食べるのが早い	
ついついお腹一杯まで食べてしまう	
3）嗜好品	
1日1回以上間食をする	
1度の間食の量が多い	
間食は洋菓子（ケーキ，クッキー，チョコレートなど）が多い	
糖分の多い清涼飲料水を毎日飲む	
糖分の多いコーヒーや紅茶を毎日飲む	
毎日適量（ビール大1本，日本酒1合程度）以上の飲酒をする	
2. 運動	
階段よりもエレベーター，エスカレーターを利用することが多い	
電車やバスよりも車を利用することが多い	
1日の歩行量は1万歩以下である	
1回30分程度の運動をするのは週2〜3回以下である	
3. 喫煙	
タバコを吸っている	
4. 休養	
1日の平均睡眠時間が6時間未満である	
午前0時以降に寝ることが週3回以上ある	
ぐっすり眠ることができない	
趣味や好きなことなどをする，楽しみな時間をもっていない	
5. 学生生活	
よく遅刻をする	
レポートなど，学校の課題が〆切ギリギリになる	
6. その他（自分で気になること）	

Ⅱ. 3日間の活動と食事の記録
　次からのページで，3日間の活動と食事内容を記録し，分析してみよう！

　●・●ページの〈例〉は，ある人の4月7日の行動記録です。
　例にならい，あなたの〈活動状況記録〉〈食事内容記録〉を作成して下さい。
　その際，〈活動状況記録〉の書き方は，●・●ページの〈活動状況の評価　参考資料〉，〈食事内容記録〉の評価は，●・●ページの〈食事内容の評価　参考資料〉をもとに作成して下さい。
　あなたは，どのような日常生活を送り，どのようなものを食べていますか？
　自分の生活を振り返ってみて下さい！

図６－７ ◆ ３日間の活動状況記録

１日目　　　月　　　日（　　　　）
〈活動状況記録〉

時間	
1	
2	
3	
4	
5	
6	
7	
8	
9	
10	
11	
12	
13	
14	
15	
16	
17	
18	
19	
20	
21	
22	
23	
24	

	a:活動強度 (METs)	b:時間（分）	a×b/60
睡眠			
身支度			
勉強			
歩く			
計		1440	

※METsは何もしない安静時でも１なので，活動強度は一覧表のMETsマイナス１で記入する。

〈計算によるデータ〉プリントを見て計算すること

基礎代謝量　　　　kcal

身体活動量　　　　METs・時　×　体重　　　　kg

エネルギー消費量　　　　kcal

〈歩数計データ〉歩数計のデータを記入すること

歩数　　　　歩　基礎代謝量　　　　kcal

消費カロリー　　　　kcal　総消費カロリー　　　　kcal

図6-8 ◆ 行動目標の実施状況記録

行動目標の記録 （○ △ ×での評価以外に，1～5までの5段階評価，歩いた歩数・摂取カロリー・体重などの数値を直接記入してもよい。

行動目標	月 日	月 日	月 日	月 日	月 日	月 日	月 日	月 日

行動目標	月 日	月 日	月 日	月 日	月 日	月 日	月 日	月 日

図6-9 ◆ 目標達成度の自己評価・分析

Ⅶ. 目標達成度の自己評価・分析		
1. 行動目標	2. 実践状況（①よくできた，②できた，③あまりできなかった，④できなかった）	3. 実践できたorできなかった理由を分析する。また，実践できなかった場合はどうすれば実践できると思うか

|2| 演習からの学びとヘルスリテラシーの育成

[①演習による気づきと学び]

　前述の演習①〜③の過程において，生活習慣の大まかなチェックと3日間の食事および活動の記録をとることによって，学生は，自己の生活習慣の偏りに気づくともに，セルフモニタリングの重要性を実感する。また，栄養やエネルギー消費量の計算・分析をすることで，それらの技術を習得するだけでなく，いかに具体的で正確な情報をとることが必要かについても学ぶ。

　次に，④行動分析や⑤行動目標の設定では，効果の得られる行動を選ぶために根拠のある情報を選定することの重要性，さらに，その正しい情報をそのまま自分の生活に取り入れることの困難さ（例えば，間食をやめる，1回30分の有酸素運動を週3回行うなど）に気づき，1人ひとりの生活に合った無理のない目標を設定する方法を考えることの必要性を実感する。

　⑥行動目標の実行では，学生たちは自分自身に顕在する健康問題がほとんどない場合が多いため，自覚症状のない人が行動を変えることの困難さ，ソーシャルサポートの重要性，評価可能な行動目標とは何か，行動目標を少数に絞ることの必要性などに気づいていく。また，途中で2回ほどグループワークを取り入れ，お互いの行動目標や実行状況を報告してアドバイスし合うことにより，同じ教室で学ぶ年齢も違わない同級生であっても，様々な生活背景や考え，価値観があることにも気づくことになる。

　このように，本演習を通して学生は自分自身の健康増進のスキルを身につけていくとともに，健康教育実践者としての支援の基本を習得し，3年次での保健指導や集団教育ロールプレイ，4年次における臨床や地域・事業場での実習へと段階的に学びを深めていく。

[②ヘルスリテラシーの育成との関係]

　本演習とヘルスリテラシーの育成との関係については，演習の①〜③において，健康リスクの理解や資料の読解，基礎代謝量や生活活動によるエネルギー消費量の計算などを求めるため，「機能的ヘルスリテラシー」の育成に相当しているものと考える。

　また，演習④・⑤および⑦・⑧では，健康情報を批判的に分析して日常生活をコントロールするために活用するという点において，「批判的ヘルスリテラシー」の育成に寄与しているものと考える。

　さらに，演習⑥では，家族や友人の協力を得たり，新たな情報を得て，行動目標を修正したりしながら，自らの生活習慣の改善を試みるという点において，「相互作用的ヘルスリテラシー」が育成されるものと考える。

　このように，本演習では，結果的にヘルスリテラシーの育成に寄与している部分があった，というものであるが，今後はヘルスリテラシーの概念を意識的に取り入れて授業を構築することによって，学生自身のヘルスリテラシーの育成，および健康教育実践者の育成が，同時にかつより充実して実施できるものと考える。

|3| 看護基礎教育におけるヘルスリテラシー育成の今後の展開

　今後，ヘルスリテラシーの概念を看護基礎教育に取り入れることにより，学生の学

習支援と，健康教育対象者の理解と支援という2つの側面において，教育の充実を図ることが可能になると考える。

[①学生の学習支援]

　看護基礎教育では，患者の情報収集，アセスメント，看護計画の立案と実施，評価というしわゆる「看護過程」の展開を幾度となく繰り返して学習する。この看護過程の展開には，情報の「入手」「理解」「評価」「活用」のプロセスが当然必要となる。

　1つひとつの過程を着実に習得できるように授業を構築することに加え，学習がうまく進まない学生が，どの過程でつまずいているのかを把握して指導することによって，より効果的な学習支援ができるものと考える。

[②健康教育の対象者の理解と支援]

　保健・医療の専門職として，まず自身のヘルスリテラシーについて正しく理解できるようになる過程は重要であるが，もちろんそれだけでは不十分である。近年，インターネットやマスメディアなどを通して流れてくる健康や医療に関する情報は膨大で多岐にわたっており，患者や地域住民，労働者といった対象者の知識は高度化してきている。したがって，そのような対象者からの質問や疑問にも適切に対応できるような知識・理解を含む高度なヘルスリテラシーを兼ね備えていくことが求められてくる。

　これからの学生の教育に当たっては，知識を伝えるだけでなく，自らが進んで新しい情報を入手し，理解し，活用していく意欲，自主性を培っていくように指導していかなくてはならない。今回紹介した「健康教育学基礎」における取り組みは，第4章で触れられた「経験知」による学習によって統合力を学ぶこと，また基本的な全体像をつかむという段階であり，他の教科や臨床実習等を含めたさらなる教育課程を通じて，対象者への接し方を学んでいくこととなる。また，「経験知」による学習から，対象者の健康により深く興味を抱かせ，あらためて「内容知」や「方法知」への学習意欲へと導くことが重要である。その成果は，「健康教育学演習（個人支援，集団支援）」等の授業へとつながっていく。

　繰り返すが，将来，患者や地域住民，労働者などへの健康教育にかかわる学生が，まず自らの健康状態について正しく理解できるようになることが重要である。その過程を通して，次第に対象者のヘルスリテラシーをアセスメントし，行動変容に向けたより効果的な支援ができるようになると考える。

　今後は，学生自身のヘルスリテラシーを育成するための授業構築という側面と，学生がヘルスリテラシーという概念の理解を通して，それらを看護に取り入れるための教育という2つの側面から看護基礎教育を検討していきたい。

（中谷淳子）

引用・参考文献

1）Allensworth,D., Lawson,E., Nicholson,L., and Wyche,J., Schools and Health, National Academy Press

(Washington,D.C.), 1997.
2) Marks, R., Health literacy: What is it and why should we care? In : Marks, R.（ed.）:Health Literacy and School-based Health Education, Emerald（UK）, pp.1-41, 2012.
3) St Leger, L., Schools, Health literacy and public health: possibilities and challenges, Health Promotion International 2001;16 (2) :197-205.
4) 国立教育政策研究所,社会の変化に対応する資質や能力を育成する教育課程編成の基本原理，2013.
5) 渡邉正樹『新版健康教育ナビゲーター』大修館書店，2004年. p.192-195.
6) The Joint Committee on National Health Education Standards: National Health Education Standards Achieving Health Literacy, American Cancer Society, 1995.
7) The Joint Committee on National Health Education Standards: National Health Education Standards Achieving Excellence, American Cancer Society, 2006.
8) 渡邉正樹,改訂版National Health Education Standardsの概要，東京学芸大学紀要 芸術・スポーツ科学系 2007;59:93-101.
9) 文部科学省,高等学校学習指導要領解説保健体育編・体育編，東山書房，2009. p.114.
10) 文部科学省,高等学校学習指導要領解説情報編，開隆館出版，2010.
11) 中央教育審議会：新たな未来を築くための大学教育の質的転換に向けて ～生涯学び続け，主体的に考える力を育成する大学へ～（答申），文部科学省，2012.
12) 山本浩二，渡邉正樹,健康情報リテラシーを育てる中学校保健授業の研究－健康情報評価カードの開発と授業効果の分析－，日本教科教育学会誌 2014;36 (2) :29-38.
13) 中山健夫,子どもたちのための健康情報リテラシー，子どもの健康科学 2008; 9 (1) :10-7.
14) Demyttenaere K. et al., WHO World Mental Health Survey Consortium. Prevalence, severity, and unmet need for treatment of mental disorders in World Health Organization World Mental Health Surveys, JAMA 2004;291:2581-90.
15) 公益社団法人日本看護協会「2013年　看護職のタバコ実態調査」報告書，2014
　　https://www.nurse.or.jp/home/publication/pdf/2014/tabakohokoku-2014.pdf
16) 川中淑恵，荒川千秋，叶谷由佳他，病院勤務看護師の健康状態，日本看護管理学会誌 2009;13 (1) :84-91.
17) 公益社団法人日本看護協会『看護業務基準　2006年改訂版』2007年
　　https://www.nurse.or.jp/home/publication/pdf/2007/kangokijyun2006.pdf
18) 公益社団法人日本看護協会『看護者の倫理綱領』2003年
　　http://www.nurse.or.jp/nursing/practice/rinri/pdf/rinri.pdf

第 7 章

職場における ヘルスリテラシーに 着目した取り組み

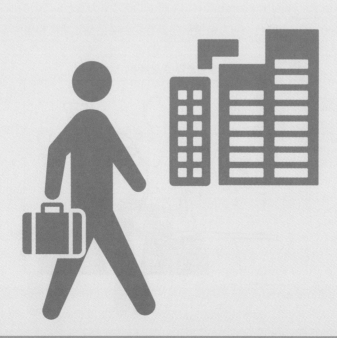

1 はじめに

　働き盛り世代の健康にフォーカスして約20年，筆者はどのようにしてこの「わかっちゃいるけど変えられない」一見手ごわそうな働く人の健康支援（図7-1）をすべきかを考えてきた。最初の出会いは，研修医時代の糖尿病患者教育。よくある外来の患者教育で，いくら頑張って指導しても行動変容が難しくデータが改善しない，いわゆる困難症例としてこのような患者を捉えていた。いわば「ヘルスリテラシーの壁」とも言うべきギャップを，当時は感じていたのかも知れない。

　しかし，この患者が同時に企業の従業員であると考えると，見える世界が大きく変わることに気づく。働き盛り世代で，健康診断で糖尿病を指摘され，きちんと病院に受診しているのは約5割である[1]。そう考えると，病院で出会ったこの患者（＝従業員）は，真面目な方の半分であるとも言える。

　多くの働く人が非常に長い時間を職場で過ごし，従業員の健康がその働く環境や企業のポリシーによって大きく左右されることを考えると，職場が従業員のヘルスリテラシーに与える影響もまた大きく，その活用の可能性も高いと考えられる。

　産業保健分野においてヘルスリテラシーが注目され始めてまだ日が浅いが，筆者が関係するさんぽ会（産業保健研究会：多職種産業保健スタッフの研究会，http://sanpokai.umin.jp/）[2]や，日本産業衛生学会健康教育・ヘルスプロモーション研究会などでの学びや議論も振り返りながら，職場におけるヘルスリテラシーに着目した取り組みについて考察してみたい。

2 職場でヘルスリテラシーが注目される理由

|1| Workplace Health Promotion（WHP）のアウトカムとしてのヘルスリテラシー

　古くはRamazziniの時代から，産業医学は特定の職業や作業に起因する職業病との

図7-1 ◆ よくある患者教育・保健指導の風景

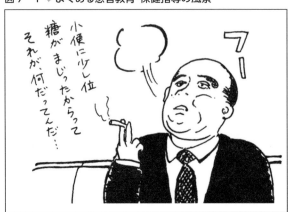

（筆者作図）

戦いの歴史であり，まず「安全」に力点が置かれてきたのは不思議ではない。この「安全」についてのOccupational Health and Safety（OHS）の取り組みは，ILO（国際労働機関）や各国の法規，様々な安全基準とそれに基づく労働衛生教育，マネジメントシステムという形で施行される。事業者にとって，本業を安全に遂行するための教育は，その目的や施行に疑問の余地はないと思う。これに比べて「健康」はどうであろうか。働く人の健康は，いわゆる職業病だけではなく，生活習慣病や精神疾患のような，個人の素因やライフスタイルに起因する疾病にも左右される。かつて，このような疾病は「私傷病」と呼ばれ，企業がどこまで関与すべきか議論されたこともあった[3]。しかし現在では，作業関連疾患（work-related diseases）の考え方が提唱され，高血圧や脳・心臓疾患，うつ病，腰痛など，これまで私傷病とされていた多くの疾病も，作業条件や作業環境との関連が指摘されるようになった。

2006年にイタリアで開催された第28回ICOH（国際産業衛生学会）で，Sorensen氏（Harvard大学）は「OHSとWHPの統合」と題する基調講演を行い，「例えば喫煙率を減らす場合，医師は喫煙者の行動変容（WHP）から迫るが，衛生管理者は分煙や環境改善のポリシーづくり（OHS）から入っていく。現代の労働者の健康問題の解決のためには，OHSとWHPの統合が必要」と述べ，労働者にとっての安全と健康の両輪の重要性を強調した[4]。

WHOの"Healthy Workplace Framework and Model"（2010年）[5]でも，ILOでの安全衛生（OHS）の取り組みと，アルマ・アタ宣言（1978年）やオタワ憲章（1986年）から始まるヘルスプロモーション（WHP）の取り組みについて，ともに労働者の健康を改善させるための歴史として併記されている。Healthy Workplaceについては，「グローバル化が進む市場では，モチベーションが高く健康的で有能な労働力なしに事業は成功しない」「労使による主体的・前向きな改善により，すべての労働者が肉体的，精神的，社会的な健康と安全を堅持・増進できる職場が重要」と述べ，OHSとWHPの統合によりHealthy Workplaceが推進されることが望ましい，としている。

さらに，2015年に韓国で開催された第31回ICOHでも，Global Policy ForumにおいてSusan Mercado氏（WHO）が「働く人の健康へのWHO戦略」と題して，労働者を取り巻く環境やリスクが従来と大きく変化しており，NCD（Non-communicable diseases：生活習慣病）に注目することで，25〜30％程度の医療費削減のみならず，欠勤コストの削減や生産性への寄与も期待できると述べた[6]。

世界的な生活習慣病の増加と健康格差の拡大，先進国での労働力人口の高齢化などから，「健康を規定する場」としての職場はますます重要になってきている。働く人の健康を推進するために，OHSとWHPの相互の背景を理解し統合を進め，様々な戦略と戦術の相乗効果をねらい，働く人の健康を向上させていくことが重要である（図7-2，次頁）。その中で，WHPのアウトカムとしてのヘルスリテラシーへの注目が高まっていると言える。

2 日本における職場の健康づくりとヘルスリテラシー

日本では，労働安全衛生法（1972年）により，基本的な3管理（作業管理，作業環境管理，健康管理）による労働者の安全と健康の確保が行われてきた。高齢化やメン

タルヘルス不調の増加，当時の景気を背景に，1988年にトータル・ヘルスプロモーション・プラン（THP）が施行され，運動やメンタルヘルスなどの個人のライフスタイルに力点が置かれた労働者の健康増進施策が行われた[7]。

健康日本21（2000年）および健康増進法（2003年）では，初めて本格的にヘルスプロモーションの概念が導入され，数値目標も設定されたが，最終評価では男性の肥満や糖尿病，運動習慣，野菜摂取，朝食欠食など，多くの項目で「不変」または「悪化」という結果であった[8]。一方，事業所の分煙について健康増進法が与えたインパクトは大きく，喫煙率は改善した。

さらに，高齢者医療確保法（2008年）により，メタボリックシンドロームをターゲットとした特定健診・保健指導が始まった[9]。職場にはその対象者の多くが含まれることから，職場における健康教育の重要な実践と捉えることができる。特定健診・保健指導が，従来の労働安全衛生法による定期健診および事後保健指導と異なることは，医療保険者に実施義務があること，アウトプット（実施）でなくアウトカム（結果）が問われるようになった点である。特定健診・保健指導の実施率は年々上昇傾向にあるものの，特定健康診査実施率は約5割，特定保健指導実施率は約2割と，決して高いとは言えず，保険者間の格差もある[10]。

しかしそれでも，毎年約75万人が特定保健指導を受け，その効果についてのエビデンスが蓄積されつつある。特定健診・保健指導の実施自体が，報道や健診での腹囲の測定などを通じて「メタボ」を流行語にし，国民の関心を高めたこと，中小企業など初めて保健指導を受けるような集団にリーチできたことなどを考えると，働く人のヘ

図7-2 ◆ 働く人の健康を取り巻くWHPとOHSの統合

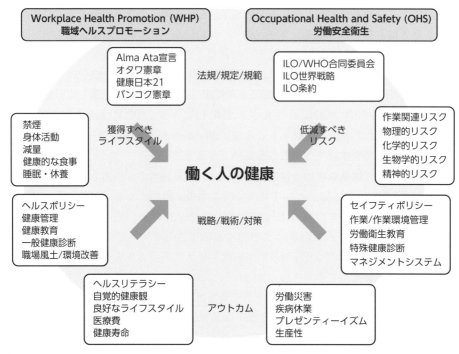

（筆者作図）

ルスリテラシーにも大きな影響を与えたと言える。また，産業保健スタッフが保健指導のスキルを体系的に学ぶ機会をつくり[11]，これが現在の職場におけるヘルスリテラシーへの関心の高さの一因になっていると考えられる。

これに続く，「健康寿命の延伸」と「健康格差の縮小」を盛り込んだ健康日本21（第二次）（2013年）[12]では，柱の1つである「健康を支え，守るための社会環境の整備」の目標の具体例として，「健康づくりに関する活動に取り組み自発的に情報発信を行う企業数の増加（420社 → 3,000社）」が掲げられた（**図7-3**）。職域ヘルスプロモーションを推進する必要性が，国の指針に位置づけられた意義は大きい。健康経営やCSR，ヘルシーカンパニーの実現といった企業にとっても意義あるゴールにより，従業員への健康投資が進むことも，ヘルスリテラシーへの関心を意義づけるものになるであろう。

|3| 職場の健康格差への処方箋としてのヘルスリテラシー

ヘルスリテラシーが注目されるもう1つの理由として，職場の健康格差の拡大が挙げられる。WHOの「健康の社会的決定要因」では，健康は個人の生活習慣や努力ではなく，環境要因によって大部分が決定づけられると示され，米国の健康政策指標であるHealthy People 2010[13]では，健康格差を埋める重要な戦略としてヘルスリテラシーが取り上げられ注目が集まった。調査によると，米国民の約半数が実用的なヘル

図7-3 ◆ 健康日本21（第二次）の5つの基本方針と具体的目標例

具体的な目標	○5つの基本的方向に対応して，53項目にわたる具体的な目標を設定する。	
基本的な方向	**具体的な目標の例（括弧内の数値は現状）**	**目標**
①健康寿命の延伸と健康格差の縮小	○日常生活に制限のない期間の平均（男性70.42年，女性73.62年）	→ 平均寿命の増加分を上回る増加
②生活習慣病の発症予防と重症化予防の徹底（がん，循環器疾患，糖尿病，COPDの予防）	○75歳未満のがんの年齢調整死亡率の減少（84.3（10万人当たり）） ○最高血圧の平均値（男性138mmHg，女性133mmHg） ○糖尿病合併症の減少（16,271人）	→ 73.9（10万人当たり） → 男性134mmHg　女性129mmHg → 15,000人
③社会生活を営むために必要な機能の維持・向上（心の健康，次世代の健康，高齢者の健康を増進）	○強いうつや不安を感じている者（10.4%） ○低出生体重児の割合の減少（9.6%） ○認知機能低下ハイリスク高齢者の把握率の向上（0.9%）	→ 9.4% → 減少傾向へ → 10%
④健康を支え，守るための社会環境の整備	○健康づくりに関する活動に取り組み自発的に情報発信を行う企業数の増加（420社）	→ 3,000社
⑤栄養・食生活，身体活動・運動，休養，飲酒，喫煙，歯・口腔の健康に関する生活習慣の改善及び社会環境の改善	○20〜60歳代男性の肥満者の割合（31.2%） ○食塩摂取量（10.6g） ○20〜64歳の日常生活での歩数（男性7,841歩，女性6,883歩） ○生活習慣病のリスクを高める量（1日当たり純アルコール摂取量男性40g，女性20g以上）の飲酒者割合の減少（男性16.7%，女性7.4%） ○成人の喫煙率（19.5%） ○80歳での20歯以上の歯を有する者の割合（25%）	→ 28%（自然増から15%減） → 8g → 男性9,000歩，女性8,500歩 → 男性14.0%，女性6.3% → 12% → 50%

その他
- ○都道府県及び市町村は，独自に重要な課題を選択して，目標を設定し，定期的に評価及び改定を実施。（PDCAサイクルの実施）
- ○国は，生活習慣の改善のほか，社会環境の改善に関する調査研究を企画し，推進。
- ○各保健事業者は，各種健診の実施主体間で個人の健康情報の共有を図るなど，健康に関する対策を効率的かつ効果的に実施。
- ○国，地方公共団体は，企業，団体等が行う健康増進に向けた自発的な取り組みを支援。

（文献14より）

スリテラシーをもたず，年齢，所得，学歴，人種的な格差が課題となっている。

喫煙率や死亡率，肥満の有病率等で，所得格差との関連が指摘された日本も他人事ではなく，健康日本21（第二次）[12]でも基本方針の1つに「健康格差の縮小」が掲げられている。日本の職場の健康管理においても，労働安全衛生法下での事後指導や特定健診における未受診の問題など，ヘルスリテラシーの課題を感じる機会が多い。

いわゆる一部上場の大企業と中小零細企業での社会疫学上の「グループ間」の格差は当然感じられるところであるが，大企業の従業員がおしなべてヘルスリテラシーが高いかというとそうでもなく，例えば「中性脂肪 1500mg/dl，血圧 200/100mmHg」でも危機感のない従業員と遭遇することがあり，「グループ内」の格差も問題にすべきと考える。

専門家と一般の人々との間に圧倒的な情報格差があった時代から，メディアやインターネットに健康情報があふれる時代となり，従業員の健康の保持・増進のためには，産業保健スタッフの健康教育技法の向上だけでなく，従業員のヘルスリテラシーの活用がますます重要になると思われる。

3 職場でのヘルスリテラシー活用に向けた学びの蓄積

|1| 関連学会・研究会での学習の軌跡

前述の様に，産業保健分野でも関心が高まってきたヘルスリテラシーであるが，筆者らは関連学会や研究会でも学びや議論を重ねてきた。本書の執筆陣の多くにも，その講師やパネリストでご登壇いただいた。

まず，さんぽ会では，2011年5月に中山和弘氏（聖路加国際大学）をお招きして，ヘルスリテラシーの定義と概念，世界の動向，現時点でのエビデンスと介入研究の不足などについて講義をしていただき，その後産業保健分野での活用可能性について活

図7-4 ◆ さんぽ会での中山和弘氏の講演風景

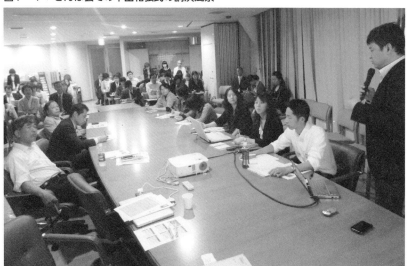

発な質疑が行われた（**図7-4**）。有効な介入方法の1つとして，対象となる従業員の能力を見極め，それに合わせて支援を行っていくことが話し合われた。

職場では，例えば禁煙教育や過重労働対策などを考えても，個人へのアプローチだけでは限界があることが多い。ヘルスリテラシーを社内で育てるべき「資産」と捉え，ヘルスリテラシーが高い社内のキーパーソンからの情報発信や，従業員同士のコミュニケーションを活性化するような支援も有効であろうという意見も出された。このキーパーソンが社長や経営陣，労働組合の役員などであれば，発信力が非常に高いと思われる。

また，日本産業衛生学会健康教育・ヘルスプロモーション研究会では，2011年5月に杉森裕樹氏（大東文化大学）を，2012年5月に杉森裕樹氏と石川ひろの氏（東京大学）をお招きして，ヘルスリテラシーの概念と測定について学び（**図7-5**），2013年5月には研究会メンバーによる各職場の予備的な調査の結果も示された。多くの職場では，従業員は一定のヘルスリテラシーを保ってはいるものの，下位尺度まで詳しく見てみると，健康情報を収集する能力に比べて，その信憑性を判断したり，人に伝えたり，健康情報をもとに行動を起こせる能力は低いことが示され，それぞれの段階に応じた健康教育の必要性について議論が行われた[15]。

これらを踏まえ，2013年5月にはNPO法人健康開発科学研究会2013フォーラムにおいて「ヘルスリテラシー」がテーマとして取り上げられ，本書の編者（福田，江口）と執筆者のうちの3人（中山，杉森，石川）が一堂に会し，基調講演やパネルディスカッションを行った。ヘルスリテラシーの概念だけでなく，職場でヘルスリテラシーを「測る」「使う」ことについても具体例が示された。本研究会には，産業保健のキーパーソンの参加が多いことから，産業保健とヘルスリテラシーの実務者・研究者をつなぐ極めて貴重な場になったと思われる[16]。

こうした様々な学びや議論の機会を通じて明らかになったことは，職場でもっと従業員のヘルスリテラシーに興味をもち，活用すべきということであった。

図7-5 ◆ 健康教育・ヘルスプロモーション研究会の様子

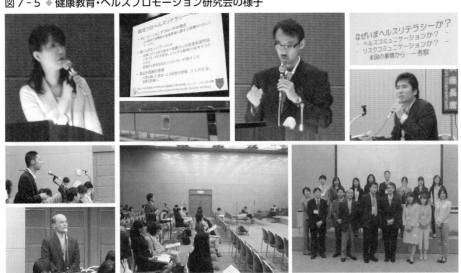

12 Don Nutbeam氏の訪問から学んだこと

　WHOのヘルスプロモーション用語集でのヘルスリテラシーの定義にかかわったNutbeam氏をロンドンのSouthampton大学へ2010年に訪ねる機会があり，日本の産業保健におけるヘルスリテラシーの活用などの情報提供も行いつつ，貴重なディスカッションの時間をいただいた（図7-6）。本来，リテラシーは識字能力のことであり，ヘルスリテラシーを単に健康分野の識字能力として捉える立場から，エンパワーメントを含めた健康管理能力全般とする解釈まで混在しており，さらには従来の健康教育と何が違うのかという批判もある。これに対し，Nutbeam氏からは，ヘルスリテラシーに関して"Health literacy isn't a new idea, but it's a new and powerful word to describe."（ヘルスリテラシーは新しいアイディアではないが，（経営者や企業などに）説明するには新しく力強い言葉である。）という見解をいただいた。さらに，主に米国を中心とした臨床的な「リスクファクター」としての捉え方と，ヨーロッパを中心とした健康的な地域社会をつくる「資産（asset）」としての捉え方の差異について述べられたのが印象的であった（p.29，表2-1参照）。

　ヘルスリテラシーを，職場において生涯を通じて育てる「資産」と考えると，職域ヘルスプロモーションや健康教育のゴールに成り得る可能性があると考えられる。つまり，職場の健康教育やヘルスプロモーションを通じて，従業員のヘルスリテラシーを生涯通じて高めること，さらにヘルスリテラシーが高まった従業員が，周囲への情報提供や，健康的な行動をさらに広め，健康的な職場を形成していくことが可能ではないかと考えるものである。健康教育やヘルスプロモーションにおけるヘルスリテラシーは，個人のアウトカムとしてだけでなく，健康な組織や企業風土を推進する原動力になる可能性があると考えられる（図7-7）[17]。

　2015年2月にNutbeam氏は，第43回日本総合健診医学会（富山）で教育講演を行い，筆者はその座長をさせていただく機会を得た。その講演"Defining, measuring and improving health literacy"の中で，「日本ほど健康診断を行っている国はない。ぜひヘルスリテラシーを健診現場でも測定し，受診者の保健指導やヘルスプロモーションに活かしてほしい」と語られた[18]。

図7-6 ◆ Don Nutbeam氏を訪問

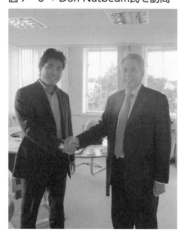

図7-7 ◆ ヘルスプロモーションにおけるヘルスリテラシーの役割

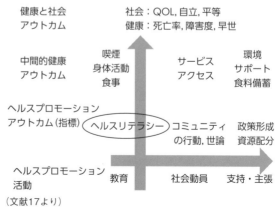

（文献17より）

暮らし，仕事と40歳以下2型糖尿病についての研究（T2DMU40study）

2014年に全日本民医連と順天堂大学の共同研究「暮らし，仕事と40歳以下2型糖尿病についての研究（T2DMU40study）」の報告書[19]が完成し，若年糖尿病患者における社会経済状況のインパクトの大きさが明らかになった。

20歳以上40歳以下の2型糖尿病患者，782名の記述統計は衝撃的で，対象の若年2型糖尿病患者の7割以上がBMI30以上であり，4人に1人が網膜症，6人に1人が腎症に罹患しており，脳梗塞や心筋梗塞，足の壊疽も複数名に見られた。その患者背景は，非正規雇用や生活保護受給者，無職が多く，低学歴，低収入であり，これらの社会経済状況と網膜症の合併には明快な関連があること，さらに学歴が低いほどヘルスリテラシーも低く，肥満や糖尿病のコントロールと関連している結果が示された（図7-8，図7-9）。

この報告は，民医連の医療機関に通院している若年糖尿病患者を対象にしたデータであるため，その結果を単純に日本全体に一般化することはできない。しかし，OECDの統計では日本の子どもの肥満が進行しつつあり，経済的な格差の広がりは日本でも大変問題になっている。この結果が日本の未来予想図にならないようにしたい。そのために，若年糖尿病患者の置かれた社会経済状況に関心をもち，理解し，そのヘルスリテラシーに注目して必要な支援をする必要がある。また，このような格差を生み出さない社会基盤の整備も重要であろう。

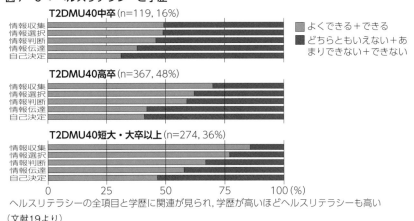

図7-8 ◆ ヘルスリテラシーと学歴

ヘルスリテラシーの全項目と学歴に関連が見られ，学歴が高いほどヘルスリテラシーも高い
（文献19より）

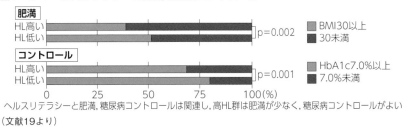

図7-9 ◆ ヘルスリテラシーと肥満，糖尿病コントロール

ヘルスリテラシーと肥満，糖尿病コントロールは関連し，高HL群は肥満が少なく，糖尿病コントロールがよい
（文献19より）

4 職場でヘルスリテラシーを活用するために

|1| 職場でヘルスリテラシーを活かす戦略

　実際に，職場でヘルスリテラシーを活かす戦略としてどのようなことが考えられるであろうか。これまでの関連の研究会や学会を通じた議論で明らかになったことは，従業員のヘルスリテラシーは重要であるが，その測定や活用が圧倒的に不足しているということである。

　石川氏は，ハイリスクアプローチとポピュレーションアプローチの双方で，職場でのヘルスリテラシーの活用は可能であるとし，「ヘルスリテラシーに合わせる」「ヘルスリテラシーの要求レベルを下げる」「ヘルスリテラシーを上げる」などの活用が考えられるとしている[20]。またNutbeam氏も，ヘルスリテラシー測定の推進と，ヘルスプロモーションの観点から，個人がヘルスリテラシーを高めるだけでなく，組織や集団の「資産」としてヘルスリテラシーが浸透することを志向している。これらの学びを踏まえ，職場でヘルスリテラシーを活かす戦略を以下の5つにまとめた。

[①ヘルスリテラシーを「知る」]

　ハイリスクアプローチの場面で，今まで保健指導などを行う際に，面談担当者である産業医や産業看護職は，従業員の行動変容ステージやレディネス，エフィカシーに合わせた指導を行ってきた。しかし，従業員のヘルスリテラシーについては，関心が十分ではなかった可能性がある。ヘルスリテラシーのレベルが個人により大きく異なる可能性を考え，ヘルスリテラシーが「不十分」な従業員をスクリーニングすることは，より適切な指導や教育を行う際の基礎資料となる。

　また，ポピュレーションアプローチの場面で，従業員全体のヘルスリテラシーレベルを把握することにより，職場のニーズアセスメントや介入のセグメンテーション，他の集団とのヘルスリテラシーの比較が可能となる。

[②ヘルスリテラシーに「合わせる」]

　①の結果をもとに，従業員のヘルスコミュニケーションや健康行動の潜在的な障害について理解することにより，ヘルスリテラシーが「不十分」な従業員への情報提供やコミュニケーションの仕方を工夫することが可能になる。

　保健指導の場面で，より時間をかけたり，平易な言葉で説明したり，図を用いたり，説明した内容について復唱を求めたり，質問を促したりすることが有効である。

[③ヘルスリテラシーのハードルを「下げる」]

　主にポピュレーションアプローチの場面で，ヘルスリテラシーが高くなくても理解できるような健康情報を発信し，教育媒体を工夫することで，多くの従業員が理解しやすく有用な健康教育を行うことができる。

　企業で発行される社内報，健康保険組合の機関紙，メールマガジン，リーフレットなど様々な媒体において，ヘルスリテラシーの要求レベルという視点でブラッシュ

アップすることは，情報の理解に必要なヘルスリテラシーのハードルを下げ，より多くの人に役立つ情報発信を行うことが可能となる。

[④ヘルスリテラシーを「高める」]

　職場でのヘルスリテラシーの活用法を考えると，性急に従業員のヘルスリテラシーを「高める」ことにフォーカスしがちであるが，前述の「知る」「合わせる」「(ハードルを) 下げる」ことが十分に行われた上で，「高める」ことが検討されるべきであろう。それは職場において，作業環境管理や作業管理が健康管理にも増して重要であることとやや似ているかも知れない。

　健康情報を使いこなせる個人の能力としてのヘルスリテラシーは，自分では健康問題を自覚していない従業員にとっても魅力的なスキルに映る可能性がある。筆者らの主催した研究会や関連の学会では，ヘルスリテラシーを健康教育によって本当に高めることができるかについて議論されたが，ヘルスリテラシーが学歴と大きく関連することや，IUHPE（ヘルスプロモーション・健康教育国際連合）でもNCDや生活習慣・健康行動とヘルスリテラシーの関連が報告されている[21)][22)]。伝統的な情報提供型の健康教育でなく，インターネットを用いた健康情報の検索手法や，保健・医療の専門職とのコミュニケーションのとり方，誤った誘導をされないためのメディアリテラシーの獲得など，多様な教育の可能性があり，今後職場においても様々なヘルスリテラシーを「高める」個人や集団への教育の開発が期待される。

[⑤ヘルスリテラシーを「広める」]

　職場ではその強みを活かして，単にヘルスリテラシーを高めた従業員個人が健康になるだけでなく，例えばスポーツ好きの従業員が社内でサークル活動を立ち上げたり，禁煙に成功した従業員が周囲の喫煙者に禁煙を推奨したり，衛生委員会での発言が活発化するなど，ヘルスリテラシーの高い従業員がキーパーソンとなり，周囲の従業員にヘルスリテラシーを「広める」動きが期待される。

　ヘルスリテラシーを企業の「資産」と捉え，健康な従業員から健康な組織・企業へとつながるアドボカシーの一種とも考えられる。予備的調査ではあるものの，筆者らはヘルスリテラシーと生産性の関連を示唆しており[23)]，元気で生産性の高い人材育成や健康経営にもつながる動きと言える。

|2| ヘルスリテラシーを従業員はどう捉えているか

　また，こういった専門家が考えるヘルスリテラシーの定義や活用だけでなく，従業員自身がヘルスリテラシーをどう捉えているかも非常に重要と思われる。社内報や衛生委員会でヘルスリテラシーについての話題提供を行った際に，従業員が考えるヘルスリテラシーの例として，「Webで健康情報を調べられる」「健診結果を理解できる」「危ない時にはちゃんと病院へ行く」「相談できる専門職やかかりつけ医がいる」「市販薬を上手く使える」といった，一般的にヘルスリテラシーの理解として間違っていないものから，「倒れない働き方ができる」「朝ちゃんと会社に来る。夜ちゃんと帰る」「肝臓を痛めずお酒が飲める」というような，ややユーモラスでありかつ産業保健に

密着した捉え方，さらには「社内で健康的なイベントを企画できる」というまさに職域ヘルスプロモーション活動と言っていいようなものまで，様々な声が聞かれた[24]。

このような「生」の声の中に，従業員が働くために本当に必要としている健康関連のスキルが含まれていると考えられ，尺度を用いたヘルスリテラシーの測定に加え，実際の活用法の体験や共有に活かすべき内容と思われる。

コラム 7-2　国際ヘルスリテラシー学会

　ヘルスリテラシーに関する国際学会として，Asian Health Literacy Association（AHLA）が中心となり開催されている国際ヘルスリテラシー学会（www.ahla-asia.org）がある。アジア中心の国際学会だが，アジアだけでなくヨーロッパやオーストラリアなど，世界中のヘルスリテラシー研究のキーパーソンが参加しているのが特徴である。筆者は2014年から参加している（図7-10）。ここでは，直近の，2015年11月台南市で開催された第3回国際ヘルスリテラシー学会の様子を紹介したい。オープニングではオーガナイザーのPeter Chang教授（台湾）から，この学会の歴史についての講演があった。「我々は，最初はヘルスリテラシー研究の第一人者であるJurgen Pelikan教授（オーストリア）やKristine Sørensen教授（オランダ）を知らない状態から学び始めたが，今ではその先生方も一緒に集い，アジアでのヘルスリテラシー調査をするまでになった。ここに集まった仲間で山を動かし，世界を変えよう！」と，高らかに学会の開始が宣言された。

　学会の発表の中では，アジア5か国で行われているAsia Health Literacy Study（AHLS）の速報があった。先行しているヨーロッパでの調査（HLS-EU）をお手本に，アジアで初めてヘルスリテラシーの国際比較を行った調査で，インドネシア，ミャンマー，カザフスタン，台湾，ベトナムの15歳以上の9,562人の市民を対象とした断面調査による報告である。興味深かったのは，発表内で日本の中山和弘氏のデータも引用され，日本は今回の5か国のどの国よりもヘルスリテラシーが「低い」結果だったことである。調査方法や対象が同一ではなく単純な比較はできないが，文化や文脈も違う中での国際比較の難しさも感じる。

　糖尿病にフォーカスしたフォーラムや，メンタルヘルスリテラシーに関する2つのシンポジウム（復職支援，世代別のメンタルヘルス対策）などもあり，IUHPEとともに，ヘルスリテラシーに関心のある実践者・研究者にとって大変興味を引く学会であると思われる。

図7-10 ◆ 国際ヘルスリテラシー学会での発表（2014）

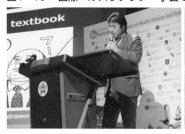
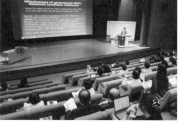

5 職場におけるヘルスリテラシーを活用した取り組みの実践例

|1| 家庭用化学品メーカーでの調査と新入社員研修への活用例

　家庭用化学品メーカー（従業員数約400名，平均年齢41歳，男性7割）での，ヘルスリテラシーの予備的な調査と新入社員研修への活用について例示したい。

　ヘルスリテラシー尺度（CCHL）（石川ら，2008）を用いた調査では，従業員のヘルスリテラシーは高く，「情報収集」は4点（5点満点）以上の人が90％を超え，平均は4.1±0.5点で石川らの先行研究と比較しても妥当な結果であった（図7-11）。

　この企業では従来より，従業員の健康に関する自己管理能力を高めることを目標に，ニーズに基づいたヘルスプロモーション活動が行われてきた（図7-12）[25) 26)]。その

図7-11 ◆ ヘルスリテラシーと健診関連行動

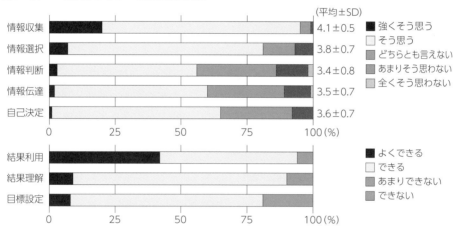

（田澤・福田ら，日本産業衛生学会，2013）

図7-12 ◆ 企業におけるヘルスプロモーションの例

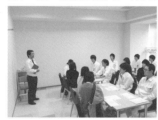
新人向けヘルスリテラシー教育

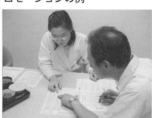
ヘルスリテラシーを考慮した相談

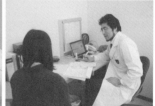
健診後の全員面談

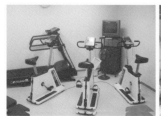
社内フィットネス設備

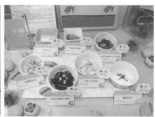
社員食堂でのヘルシーメニュー

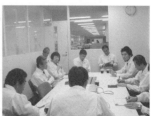
衛生委員会でのWHP計画の議論

一例として,「健康診断の結果をよく見るようにしている」(結果利用),「健診結果の意味がわかる」(結果理解),「健診結果から自分の健康目標を設定できる」(目標設定)などの健診関連行動を評価指標として,健診事後の産業医による全員面談や保健師による保健指導が行われてきた[27]。ヘルスリテラシーとこの健診関連行動が強く相関することを示唆し[28],これらの活動は,結果的に従業員のヘルスリテラシーを高めてきたと考えられる。

　また,2013年度から,新入社員研修でヘルスリテラシーに着目した健康教育を行い[29],ヘルスリテラシーの概念を紹介したり,「自分が健康な社員でいられるためにはどんな力が必要か」について議論したりする試みを行っている。自らの健康や疾病,体調不良について意識しにくい新入社員にとって,健康について考え語るよい機会になっていると思われる。

　職域ヘルスプロモーションに積極的であった企業では,従業員の健康管理が産業医や保健師に任せきりにならないよう,従業員の健康に関する自己管理能力を高める取り組みもなされており,これがヘルスリテラシーを高める取り組みの先駆けであったとも考えられる。

2 ホワイトカラー職場でのヘルスリテラシーの測定とヘルスプロモーションの例

　大手設計コンサルタント(従業員数約2,500名,平均年齢43歳,男性8割)でも,イントラネットを利用して調査を行った。やはり,全体としてヘルスリテラシーは高い結果であったが,「情報収集」ができても健康情報をもとに「自己決定」できる社員

図7-13 ◆ ヘルスリテラシーと生活習慣の関連

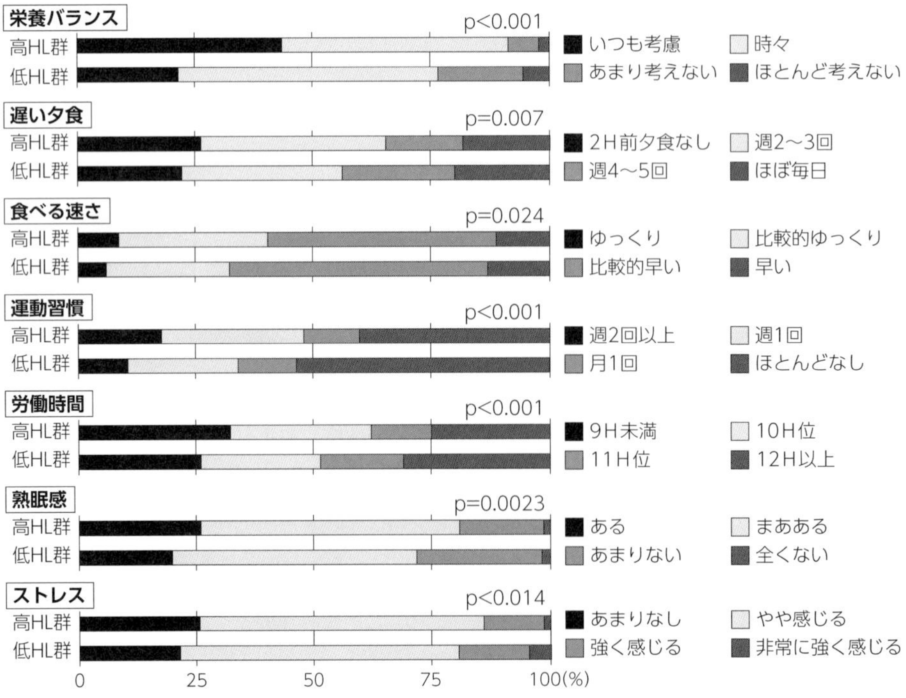

(坂本・福田ら,日本健康教育学会2012,日本産業衛生学会2015)

は少なかった。ヘルスリテラシーと生活習慣の関連については、「栄養バランスを考える」「遅い夕食」「食べる速さ」「運動習慣」「労働時間」「熟眠感」「自覚的ストレス」など、多くの項目で有意な関連を認めた（**図7-13**）[30) 31)]。

この企業でも、社員向けの社内健康講話会を「ヘルスリテラシーの向上」「産業保健活動の見える化」をテーマに行い、知識伝達型の講演から、ホームページの検索方法や、数多の情報の中からどのような情報を選び出すかということと一緒に、「がん」「メンタルヘルス」の講話を行う試みを始めている。さらに最近では、社長や労働組合を巻き込んだヘルスプロモーション活動を展開しており、社長が社員のヘルスリテラシーについて言及し、社内報で特集されるなど広がりを見せている（**図7-14**）[32)]。

|3| 大学病院教職員向けの取り組みでの活用例

極めて多忙であり、専門職であるがゆえに受診や相談がしにくく、健康管理に課題が多いと言われる医療スタッフでも、ヘルスリテラシーの調査を行った。都内大学病院（従業員数約3,200名、平均年齢36歳、男性4割）で行った調査では、今回行った予備的調査の中では平均としては最も高いヘルスリテラシーの結果を示した。職種別では、医師が最もヘルスリテラシーが高く、次いで研修医、教職員、看護師、コメディカルスタッフ、事務職の順であった（**図7-15**、次頁）[33)]。また、ヘルスリテラシーと栄養バランス、運動習慣、健診関連行動、自覚的ストレスなどの一部のライフスタイルの関連も確認できた。

図7-14 ◆ 労働組合・経営層を巻き込んだヘルスプロモーションの例

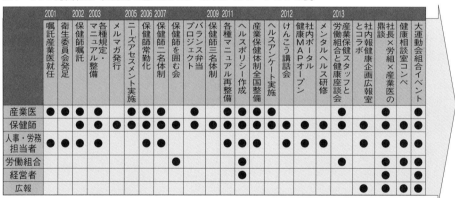

【2012〜けんこう講話会】　【2012社内報×健康情報連載】【2013社内報での健康特集号発行】

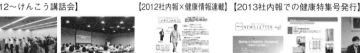

労働組合×経営者×産業医

みんなの健康管理室設計コンペ

【2013年　組合主催イベント】

大運動会　　　ウォークラリー　　　BBQ&運動会

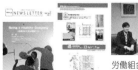

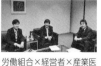

企業内のヘルスプロモーションが
専門職主体の活動から人事労務、広報部、
労働組合、経営層を巻き込んだ活動へ発展

（大石・福田ら、日本産業衛生学会、2014）

これらの結果は，健康診断結果を用いた健康教育の工夫（**図7-16**）や，教職員向けのセーフティレクチャー（年2回，全教職員の受講が義務づけられている），医局長会，職員向けセミナーでフィードバックされ，保健・医療の専門職であっても自らや部下の健康に気遣う必要性についての啓蒙が行われている（**図7-17**）。

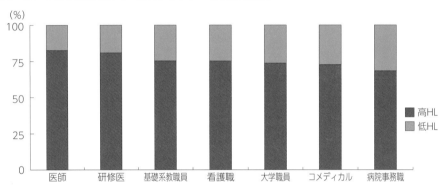

図7-15 ◆ 大学病院におけるヘルスリテラシーと職種の関連

（伊藤・福田ら，日本産業衛生学会，2013，2014）

図7-17 ◆ 大学病院におけるメンタルヘルスリテラシーに着目した職員向けセミナー

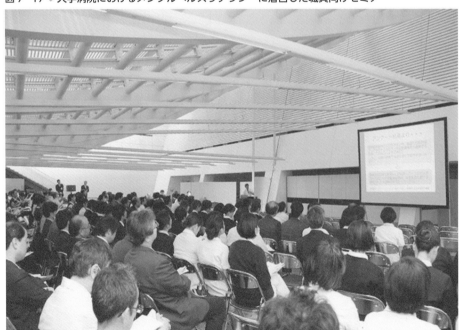

（伊藤・福田ら，日本産業衛生学会，2013，2014）

第7章 職場におけるヘルスリテラシーに着目した取り組み

図7-16 ◆ 定期健康診断結果の裏面を用いた健康教育

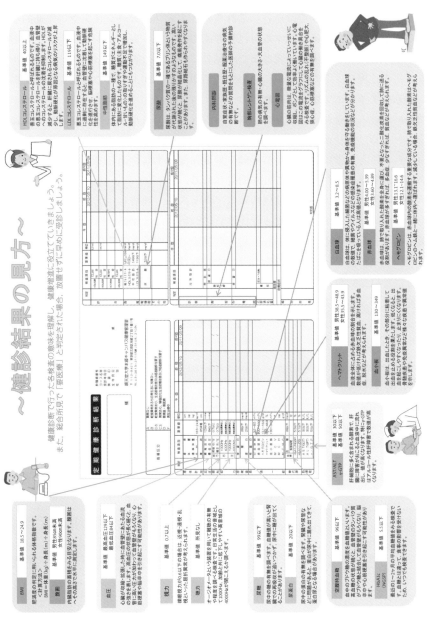

(伊藤・権田ら作成)

6 職場におけるヘルスリテラシー活用の今後の展望

　職場でのヘルスリテラシーの活用はまだ始まったばかりであるが，健康経営銘柄の選定や，健康社員食堂ブームに示されるように，わが国の職域ヘルスプロモーションは決して低調だったわけではない。これらのヘルスプロモーションや，先進的な企業に見られるような「健康に関する自己管理能力の向上」も，ヘルスリテラシーを高める取り組みと言える。実証研究はまだ不足しているが，職場において社員のヘルスリテラシーの把握や，そのレベルに合わせた情報提供，向上のための介入など，様々な取り組みのアイディアが考えられる。

　職場における健康教育，ヘルスプロモーションのゴールが，単なる疾病予防にとどまることなく，入社から退職まで一貫して社員のヘルスリテラシーを高めることと位置づけられると，学校保健，産業保健，地域保健と生涯を通じて連続した国民の健康を高める取り組みが行われることが期待される。

　ヘルスリテラシーは，自ら健康情報にアクセスし，理解し，活用できる能力であるので，ヘルスリテラシーが高まった従業員については，保健・医療の専門職が永久的に健康情報を提供し続けなくても，自らの健康の重要性と価値に気づき，健康を大事にしつつ元気に働くという行動をとってくれるはずである。親が子を育てるがごとく，押し付けではない教育とはまさに自立した個人を尊重し育てることであり，職場における健康教育，ヘルスプロモーションの究極の目的もそこにあると考える。

　　　　　　　　　　（福田洋，日本産業衛生学会健康教育・ヘルスプロモーション研究会）

引用・参考文献

1) 福田洋．保険者，事業所，保健指導機関の協同を目指して．総合健診 2012; 39（6）: 778-87.
2) 福田洋．産業医と他職種の連携〜特に保健師を中心に．順天堂医学 2010; 56（5）: 420-9.
3) 福田洋．職域におけるヘルスプロモーション．保健の科学 2010; 52（6）: 374-9.
4) Glorian Sorensen. Integrating Occupational Health and Safety and Worksite Health Promotion: Opportunities for Research and Practice. 28th ICOH Keynote Lectures: 240-57, 2006.
5) WHO: Healthy Workplace Framework and Model., 2010. http://www.who.int/occupational_health/healthy_workplace_framework.pdf
6) Susan Mercado. WHO Strategy for Worker's Health. Global Policy Forum. 31st ICOH Program book: 338-9, 2015.
7) 福田洋．10-7 健康保持増進．PP. 211-212. 和田攻監修,森晃爾総編集:産業保健マニュアル改訂6版．南山堂, 2013
8) 厚生労働省:「健康日本21」最終評価．http://www.mhlw.go.jp/stf/houdou/2r9852000001r5gc-att/2r9852000001r5np.pdf
9) 厚生労働省:標準的な健診・保健指導プログラム（確定版）．http://www.mhlw.go.jp/bunya/kenkou/seikatsu/pdf/02a.pdf
10) 厚生労働省:平成25年度 特定健康診査・特定保健指導の実施状況．http://www.mhlw.go.jp/bunya/shakaihosho/iryouseido01/info03_h25.html
11) 福田洋．職域健保・事業所における特定健診・特定保健指導の評価と今後の課題．保健の科学 2016; 58（3）:162-71.

12) 厚生労働省:「健康日本21」（第二次）．http://www.mhlw.go.jp/stf/seisakunitsuite/bunya/kenkou_iryou/kenkou/kenkounippon21.html
13) U.S. Department of Health and Human Services. Healthy people 2010, Objectives for Improving Health, Health Communication. http://www.healthypeople.gov/2010/Document/pdf/Volume1/11HealthCom.pdf
14) 厚生労働省「健康日本21（第二次）の概要」http://www.mhlw.go.jp/file/05-Shingikai-10601000-Daijinkanboukouseikagakuka-Kouseikagakuka/SIRYOU3.pdf（accessed:2016.4.14）
15) 福田洋．予防と臨床のはざまで・113～第86回日本産業衛生学会 健康教育・ヘルスプロモーション研究会．公衆衛生 2013; 77（7）: 598.
16) NPO法人健康開発科学研究会2013フォーラム．特集 ヘルスリテラシー．健康開発2013; 18（1）:23-49.
17) Nutbeam D. Health Promotion International 2000; 15:259-67.
18) Don Nutbeam. Defining, measuring and improving health literacy. Health Evaluation and Promotion 2015; 42（4）: 16-21.
19) 莇也寸志,松本久,三浦次郎,福田洋ほか（MIN-IREN T2DMU40 Study研究班）．放置されてきた若年2型糖尿病－2型糖尿病の未来予想図－．暮らし，仕事と40歳以下2型糖尿病についての研究（MIN-IREN T2DMU40 Study）報告書．全日本民主医療機関連合会医療部, 2014.
20) 石川ひろの．ヘルスリテラシーを"測る"．健康開発 2013; 18（1）: 35-8.
21) 春山康夫, 福田洋．Non-communicable diseases（非感染性疾患）対策をめぐるヘルスプロモーションの諸動向．日本健康教育学会誌 2014; 22（2）: 171-6.
22) 中山和弘．ヘルスリテラシーとヘルスプロモーション．日本健康教育学会誌 2014; 22（2）: 76-87.
23) 福田洋．企業従業員のヘルスリテラシーと生活習慣との関連：システムエンジニアが多い企業．日本ヘルスプロモーション学会第12回学術大会・総会抄録集：75, 2014.
24) 福田洋．ヘルスリテラシーを使う～職域におけるヘルスリテラシー活用の試み～．健康開発 2013; 18（1）: 39-44.
25) 福田洋, 田澤美香代．企業における健康保健施策のニーズアセスメント．産業衛生学雑誌 1999; 41（suppl）:489-90.
26) 田澤美香代．健康教育の手法と実践1）保健師の立場から．産業医学ジャーナル 2014; 37（2）:15-8.
27) 福田洋ほか．健診事後指導ツール「ヘルスマネジメント21」の職域における効果評価について．財団法人日本健康開発財団 研究年報（24）: 22-9. 2003.
28) 福田洋,田澤美香代．企業従業員におけるヘルスリテラシーの状況と生活習慣及びメタボリックシンドロームとの関連．産業衛生学雑誌 2013; 55（Suppl）: 393.
29) 福田洋．新入社員のメンタルヘルスの課題と教育．公衆衛生 2013; 77（5）: 378-84.
30) 坂本侑香, 福田洋ほか．ホワイトカラーの企業従業員におけるヘルスリテラシーとライフスタイルの関連．日本健康教育学会誌 2012; 20（Suppl）:132.
31) 坂本侑香, 福田洋ほか．ホワイトカラーの企業従業員におけるヘルスリテラシー（第3報）～ライフスタイル・生産性との関連．産業衛生学雑誌 2015; 57（Suppl）: 382.
32) 大石由佳,福田洋ほか．経営，労働組合を巻き込んだ職域ヘルスプロモーションの実践．産業衛生学雑誌 2014; 56（Suppl）: 548.
33) 伊藤佳奈美,福田洋ほか．大学教職員におけるヘルスリテラシーと生活習慣の関連．産業衛生学雑誌 2013; 55（Suppl）: 397.

第 8 章

地域における
ヘルスリテラシーに
着目した取り組み

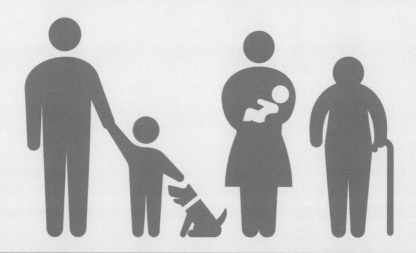

1 地域における活動とヘルスリテラシー

|1| 地域での活動にヘルスリテラシーを導入するに当たって

ヘルスリテラシーの概念や評価法については,様々な研究が世界で広がっている状況ではあるが,今もなお発展している段階であり,一定の研究成果に基づいた実践がわが国において展開されている状況にあるとは言い難い。したがって,地域においてヘルスリテラシーに着目した取り組みがあるかと言うと,現時点では皆無に等しい。

とはいえ,健康教育に関しては古くから広範にわたって展開されており,これまで培われてきた資源を活かしつつ,ヘルスリテラシーに対する認識を広げていくことが,最も現実的な普及,啓発活動となるであろう。あるいは,ヘルスリテラシーの概念の導入が,健康教育のあり方を一歩発展させるきっかけになるかもしれない。

そこで本章では,まず地域における健康教育の展開例を紹介し,これが今後ヘルスリテラシーの概念が普及するのにともない,どのように関連づけながら取り組んでいくことができるかについて補足していく形で解説していく。

|2| 福岡県古賀市における健康教育への取り組み

地域における健康教育の展開例について,ここでは福岡県古賀市(図8-1)の取り組みを紹介する。古賀市は,福岡市の北東約15kmに位置し,人口約5万9千人弱(2015年度時点)で,機械工業や食品工業などの工場が多く立地し,また西部は玄界灘,東部には犬鳴山地があって,自然にも恵まれた街である。

古賀市における健康づくり推進施策の特色として,以下の3点を挙げる。

- 健康づくりの基盤となる「地域の健康的環境」という視点から,住民同士の支え合いや情報交流,健康づくりをサポートする人材の育成支援など,地域の活性化やネットワークづくりの推進に取り組んでいる。
- 市内に立地する福岡女学院看護大学をはじめとして,小・中・高等学校の児童生徒など,若い世代の活動の場や体験の場を設定し,次世代につながる健康教育に積極的に取り組んでいる。
- 市内に立地する企業とも連携し,働く世代の健康教育にも積極的にかかわっている。

古賀市は,健康増進法に基づき国が策定した「健康日本21」「健やか親子21」や,福岡県が策定した「いきいき健康ふくおか21」等を踏まえ,地域の特性を反映させた具体的な計画として「古賀市健康増進計画(ヘルスアップぷらん)」を策定した。2007年度を初年度とし2016年度までの10年間の計画で,「自分の健康は自分でつくるもの」という認識をもち,市民1人ひとりが主体的に健康づくりに取り組めるような施策となっている。

計画の策定から5年が経過した2011年度には,中間評価と計画の見直しを行った。当時は,医療制度改革や特定健診・特定保健指導の導入など,国レベルでの健康施策に関する状況が大きく変化してきていた。そのため,このような新たな環境も意識し

た見直し・修正を行った。

この中間見直しによって，10年計画の後半5年間は「元気を増やそう！病気を減らそう！」をスローガンに掲げ，糖尿病や高血圧などの生活習慣病を発症させない一次予防と，それらの疾患を悪化させない重症化予防をより積極的に行うこととした。地域や学校，企業と連携しながら，「健康意識」「栄養・食生活」「身体活動・運動」「こころの健康」「たばこ・飲酒」「歯の健康」という6つの分野を中心に，「市民力」を活かした健康づくり，またそのための健康教育とシステムづくりに取り組んでいる。

2 市民力を活かした健康づくりと健康教育

|1| 市民との共働による健康づくりの推進

[①健康づくり推進員の養成]

地域における健康づくり，健康教育には，市民の理解と協力が不可欠である。古賀市では，市民自らが健康づくりに主体的に取り組んでいけるように，さらには地域で互いに支え合いながら健康づくりに取り組んでいけるようにするため，地域において市民の健康づくりをサポートする「健康づくり推進員」の養成講座を実施している（図8-2）。

同様の取り組みは全国で少しずつ広がってきているが，古賀市の健康づくり推進員は，骨密度測定器や体脂肪量計などの各種健康測定機器を使用した測定の補助や，測定結果の見方についての簡単な説明を通して，地域の子どもから高齢者まで幅広い世代の健康づくりをサポートしている「市民」である。また，市では年間約5,000人の市民を対象とした各種の健康測定を実施しているが，この事業の運営にも欠かせないサポーターとなっている。2016年春の時点で，40名が登録されている。

健康づくり推進員の活動は基本的にボランティアであり，地域の行事に積極的にかかわっている人や他のボランティア活動にも参加している人，主婦などで構成されている。医療系の有資格者である必要はないが，中には看護師の資格をもっている人もいる。皆，まずは自分が健康になり，家族の健康にも役立ち，そして地域の健康づく

図8-1 ◆ 福岡県古賀市の位置

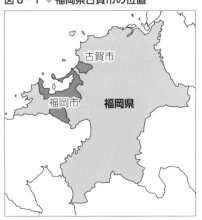

図8-2 ◆ 健康づくり推進員

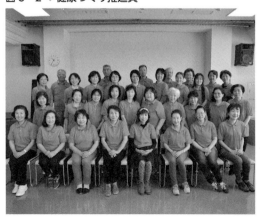

りに貢献したいという高い志をもった人々である。

　健康づくり推進員は，市内各所の地域公民館で開催される健康測定や，市の「出前講座」にかかわることで，自分の住む地区とは別の地区の活動にも触れることができる。それによって，単に測定の補助をするというだけではなく，別の地区のよい活動例に触発されて，自分が住む地区の活動に新たな健康づくり活動を取り入れてみたり，もっと積極的にかかわっていったりする意欲の向上にもつながる。また当然，出前講座等で保健師や栄養士の健康講話を聞くことも，自らの知識を高め，理解を深めるためのよい機会になる。

[②健康づくり推進員の活動により期待される効果]

　健康づくり推進員が各地区や学校，企業，公共施設などで，子どもから高齢者まであらゆる世代にかかわることによって，古賀市民の各年代の健康課題を総合的に把握することができるとともに，世代間の交流にもつながる。実際の体験を通して健康づくりに触れることは，健康教育の一環として高い効果が期待できる。

　住民すべてに対して個別に健康教育を続けていくことは，物理的にも経済的にも困難である。しかし，住民同士が「互いに教え合い，学び合う」という，本来地域で行われてきた姿に少しでも回帰することで，多くの人が容易に健康情報を入手し，理解し，また活用していくことにつながる。

　最初は自分の健康，疾病予防のため（安全欲求）だった学習活動が，グループでの活動に参加することで仲間と楽しむ欲求（愛情・所属欲求）が高まり，次第に自分が地域に役立っている喜び（自尊欲求）に発展し，最終的には活動自体が「生きがい」（自己実現欲求）にまで至る，というMaslowの欲求階層説[1]が段階的に当てはまる例と言える。近年，「子どもたちへの学習ボランティアが，高齢者の日常生活の身体活動量を劇的に増やした」[2]「創造的な社会活動が，孤立した高齢者の抑うつや精神的健康度を改善させた」[3]といった研究結果も発表されており，地域活動への参加自体が本人の健康にとって非常に有効であることがわかってきている。

図8-3 ◆ 古賀市が地域に貸し出しを行っている各種測定機器の例

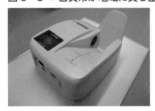
骨密度測定器

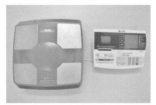
体組成計

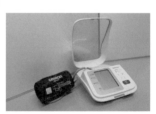
血圧計

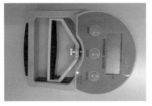
握力計

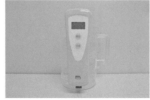
尿中塩分量測定器

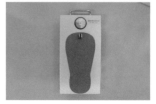
足指力測定器

人のために，また地域のために「役立っている」という感覚は，本人の生きがいや達成感につながると考えられ，その結果として自らのヘルスリテラシーを高めることができるとともに，地域の活性化にもつながるという相乗効果，プラスのスパイラルとして期待できるものが大きい。

|2| 健康意識を高めるツールの提供

古賀市では，市民が自分の健康に関心をもつきっかけをつくるためのツールの1つとして，希望する地域や団体に対して，骨密度測定器をはじめ，いくつかの測定機器の貸し出しと健康づくり推進員の派遣も行っている（**図8-3**）。身近な場所で測定できる環境をつくることにより，まずは自分の健康状態について知ることから始めることで，健康意識を高めるきっかけにつながるよう期待している。

測定機器を実際に使ってみるという体験を通して，健康関連データの活用法を具体的に知ったり，健康情報の入手法を知ることができる。さらには，市民同士が機器の使用法や測定結果の見方を教え合うことで交流が生まれ，健康情報のネットワークづくりにもつながっていくことを期待している。

|3| ヘルス・ステーションの設置：地域の公民館を健康づくりの拠点へ

地域全体のヘルスリテラシーを向上させていく上で，身近な場所からの情報発信や，住民同士が交流できる場所が存在することは重要である。

古賀市には，地域住民が主体となって，地域公民館等の施設を有効に活用しながら，子どもから高齢者までの健康づくりや介護予防を推進するための拠点として，「ヘルス・ステーション」をすべての行政区に設置していく計画がある（**図8-4**）。前述の測定機器の貸し出しの例と同様に，この取り組みによって地域内でのソーシャルキャピタルの醸成につながれば，生活上の悩みや困り事などに対する「共助」の意識が高まり，住民同士が互いに教え，学び合うシステムが構築されていくことが期待で

図8-4 ◆ ヘルス・ステーションの設置

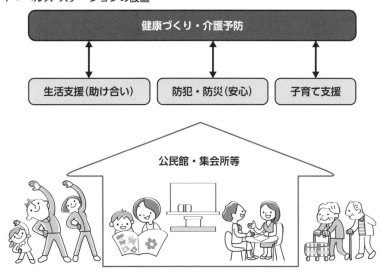

きる。その結果，総合的な視点でのヘルスリテラシー向上のネットワークが構築される。

古賀市のヘルス・ステーションの例として，1980年代にいわゆる「団塊の世代」が多数転入してきたA地区での取り組みがある。この地区では，この世代の大量退職期を控え，10年程前から将来に備えた「外出促進サービス」や「お困りごと相談」などの福祉活動に率先して取り組んできた。現在では，体操など身体活動を促進する教室，趣味の教室，防犯活動や見守りなどの活動がなされており，地域住民がそれぞれ自分に合った活動に参加することで，知人や友人，仲間が増え，地域に一歩踏み出すきっかけとなっている。

このA地区の取り組みを参考に，他の4つの地区でもヘルス・ステーションが設置されている（2015年時点）。各地区の実情に応じた活動が広がりつつあり，地域のさらなるヘルスリテラシーの向上が期待される。

[4] 担当課を超えた融合的取り組み

地域でのヘルスリテラシー向上に向けた健康教育は，予防健診課という担当課単独での活動では決して成り立たない。介護支援課や生涯学習推進課，学校教育課，コミュニティ推進課などとの，いわゆる「横の連携」ができてこそ具現化できることである。

例えば，拠点づくりに関してはコミュニティ推進課との連携，また後に触れる小学校での活動は学校教育課との連携，さらに健康づくり活動の企画などを補助する人材育成に関しては生涯学習推進課との連携，これらのそれぞれがうまく機能することで展開できている。

市民の目線に立って，「縦割り」の制度の壁をなくし互いに協力し合える環境を整えることも重要である。そして何より，市民や各学校，地元企業などの理解と協力が欠かせない。このような取り組みが，古賀市では徐々に浸透してきている。

収入や学歴による格差が，健康格差につながってきている現在，個人レベルでヘルスリテラシーを高めていくことには限界もある。しかし，たとえ個人のヘルスリテラシーが高くはなくとも，地域全体のヘルスリテラシーが高ければ，その地域に住んでいることで健康に関する情報に接しやすく，また援助も受けやすくなるため，健康を保持・増進できる可能性が増すと考えられる。

その基盤となる地域の交流や，学校，企業との連携が，格差を超えた健康づくりにつながる。そのためにも，これからの行政は，住民同士のコミュニケーションの広がりや，交流の促進につながる環境整備を進めていくべきであろう。これこそが，人々のヘルスリテラシー向上に有効な手段の1つであると言える。

3 話題を共有することによる健康教育

古賀市健康増進計画に基づく事業の1つに，「コツコツ測って元気を増やそう！地域骨太プロジェクト」がある。この事業を通して期待している効果は，主に次の5点である。

- 地域（出前講座）や学校，子育て支援の場，企業（職場），市のイベントなどで骨量測定を実施することにより，骨についての関心が高まる。
- 骨密度に限定されない，健康づくりや生活習慣の見直しについての認識が深まる。
- 自分の身体（健康）は自分で守る（つくる）という意識が高まる。
- 骨密度測定を介した多くの人との交流を通して，健康づくりのネットワークが醸成される。
- 健康づくりのネットワークを通して，困った時にはお互い助け合える地域の骨太形成（地域づくり）にもつながる。

　古賀市の要介護認定者の原因疾患も，全国的な傾向と同様[4]に「筋・骨格系の疾患」や「転倒・骨折」が少なくはなく（図8-5），寝たきり要因の1つともなっている。高齢化が進むことで，生活の質（QOL）や日常生活動作（ADL）の低下につながる慢性疾患が，医療費や介護給付費でも大きなウエイトを占めている。

　そこで古賀市では，成長期に骨量を増やし，成人期以降はそれを維持して減少をできるだけ少なくさせていくことを目指し，この「コツコツ測って元気を増やそう！」事業に取り組むことになった。この事業は，骨量だけではなく，子どもから高齢者までの市民が「骨」をきっかけとして健康に意識を向けたり，生活習慣の改善を図ったりできるようになることが，大きな目的でもある。この事業に融合させたライフステージの節目ごとの健康教育の一部を，以下で紹介する。

|1| 乳児をもつ親に対する骨密度測定と健康教育

　古賀市では，生後7か月の子どもとその親を対象とした親子遊びの場である，「7か月っこ広場」というものを開催している。7か月児は，離乳食が開始された時期であり，食育のスタートとなる。母親は，子どもへの食育を行う立場としてとても重要

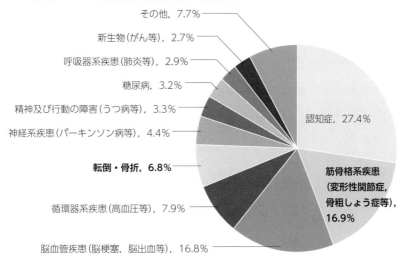

図8-5 ◆ 古賀市における要介護（支援）認定者の原因疾患

※2014年9月末現在の要介護（支援）認定者
介護保険主治医意見書より

な存在である。母親の食習慣や食事に対する意識が，子どもたちの食育や食生活を大きく左右する。特に第一子に対しては一生懸命になる母親が多く，この機会を活かすべきであると捉えている。

そこで，古賀市ではこの「7か月っこ広場」を活用して，母親の骨密度測定と体組成測定，血圧測定を行い，その結果の見方の説明と健康づくりに関するミニ講話を行っている（図8-6）。

出産後まだ1年が経過しておらず，また授乳中でもあり，骨密度が低い母親もいるが，離乳食を担う親に自分の骨を通して食習慣を振り返ってもらうことによって，その後の子どもの健やかな成長を促すことにつなげることを意図した健康教育である。出産，育児という節目の早期から，子どもへのかかわりの場を利用して，家族で健康情報を入手し，理解し，活用していくことに多く接することはとても重要である。

|2| 地域の学校における骨密度測定と健康教育

学童期における健康教育の一環として，古賀市では，市の保健師が学校に出向き，小学校高学年の児童を対象にした骨密度測定と健康講話を行っている。前述の健康づくり推進員がこれを補助することで，市民と学校とのつながりの強化にも役立っている。健康講話においては，骨がつくられたり（骨形成）壊されたり（骨吸収）しながら大きくなっていく仕組みや，骨を丈夫にする食材などについて学習を行った。その際，給食以外に食べた前日の食事の中から重要な食材を書き出してもらったが，朝食

図8-6 ◆「7か月っこ広場」の様子

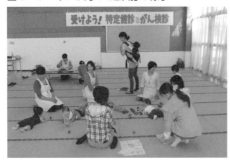
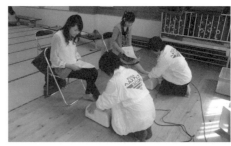

母親の骨密度測定

図8-7 ◆ 親子で参加する学校での骨密度測定と健康相談の様子

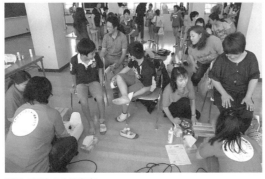
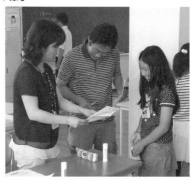

親子で測定する骨密度　　　　　　　　　　　結果の説明を受ける親子

には菓子パンのみの子どもや白御飯にふりかけのみの子ども，夕食にはパスタのみ，ピザのみといった単品メニューの子どもがいるなど，家庭の食卓にのぼる食事だけでは栄養をバランスよくとることが難しい現状が確認できた。家庭の食事を変えることは難しいが，現在の食生活習慣を見直し，子どもたちに正しい知識を伝えることは重要である。将来，子どもたちが親になった場合には，さらにその子どもたちへと健康によい食習慣が伝わることを期待して，この活動を続けている。

　学校ではその後，毎日の給食時間に担任と子どもたちが必要な食材探しを継続したり，学校の授業参観の機会も活用して，保護者を対象に骨密度測定および健康相談も実施したりしている。子どもたちと保護者が一緒に測定することで，子どもたちだけでなく，健康に関心の低い大人世代にも健康づくりを意識させることにつながるよい機会となっている（**図8-7**）。

　健康づくり推進員をはじめ，学校と行政が連携し，子どもとその家庭に対して正しい健康情報を伝え，継続した活動に取り組むことにもつながる，地域ぐるみでのヘルスリテラシー向上に向けた健康教育活動である。

　また，古賀市には福岡女学院看護大学が立地しており，現在，古賀市との間に包括的連携協定を締結している。この大学の学生が市内の中学校や高等学校に出向き，「健康学習プロジェクト」の一環として，骨密度や体脂肪率，血圧等を測定し，思春期の生徒たちに正しい体調管理の仕方を学んでもらう活動も行われており，多くの学校と連携した健康教育も広がってきている。

|3| 働く世代を対象とした骨密度測定と健康教育

　古賀市には，多くの企業がある。その企業の産業保健師や看護師と連携して，労働者対象の測定会を毎年実施している。ここでも，測定が目的というより，健康意識を高める健康教育の取り組みの1つという位置づけで，行政の「出前講座」として協力している活動である（**図8-8**）。基本的な測定項目は，「血圧」「骨密度」「体組成」の3種類であるが，「足指力測定」などを単発的に追加している企業もある。

　行政が地域で主催する健康講座などへの参加を呼びかけても，就業中の労働者が参加することはほとんどないが，行政が企業に出向くことにより，企業内での健康教育の機会を設定することが可能となった。

図8-8 ◆ 行政保健師による企業内での健康講座

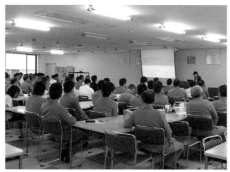

社員向け健康講話

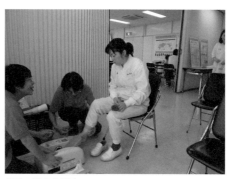

社員の骨密度測定

職場での健診は当然のように受けているが，健診結果に応じた保健指導が十分になされているとは限らず，生活習慣の改善に至っていないという人は多い。地域・職域の連携によって，これらが少しでも解決できることを期待している。このような連携の実践例は決して多くはないと言われているが，古賀市は地元企業の理解と協力の下で実践している。このような取り組みが，労働者のヘルスリテラシーの向上につながるものと考えている。

> **コラム 8-1　「野菜もりもり応援店」認定の取り組み**
>
> 　古賀市は，「古賀市で野菜を食べよう」をキーワードに，野菜をたっぷり使った料理を提供している飲食店や，野菜をたくさん食べられるような工夫を凝らした商品・サービスを提供している店舗などを，「古賀市野菜もりもり応援店」に認定している。認定先には認定証とのぼり旗を配布し（図8-9），市も広く市民に周知している。このような地域一帯となった取り組みが健康的な環境を形成し，その地域で生活することで，健康情報に多く触れることができるようになる。
>
> **図8-9 ◆「野菜もりもり応援店」認定証とのぼり旗**
>
>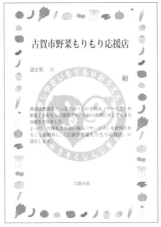
> 認定証
>
>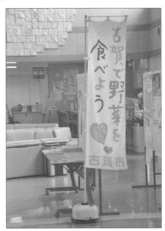
> のぼり旗
>
>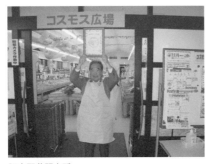
> 認定野菜販売所
>
>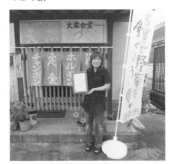
> 認定飲食店

4 ヘルスリテラシーの概念を取り入れた今後の展開

　ここまで紹介してきた古賀市の取り組みは，ヘルスリテラシーのうち特に「相互作用的ヘルスリテラシー」の育成に該当する面が多いと言える。また，地域における健康教育は公衆衛生分野のヘルスリテラシーの向上を意図し，ヘルスプロモーションに関連した取り組みが多いように思われるが，臨床分野のヘルスリテラシーに関する能力向上の機会も有しており，非常に重要な健康教育の場と言える。

　例えば，医療機関で接する専門用語についての理解や，保健・医療システムに関する情報の提供およびそのサポート体制の整備は，臨床現場ではなく，地域の役割がその大きなウエイトを占めていると言える。今後は，医療機関や福祉施設，地域包括支援センターなどとも連携しながら，地域の医療制度や福祉制度についての理解や利用の仕方なども学習できるシステムづくりをしていくことが，市民のヘルスリテラシー向上に寄与できると思われる。

　一方，市民のヘルスリテラシーのレベルや特性をどのように調査，測定し，それを評価していくかということは今後の大きな課題となってくるであろう。広報誌等を使って地域へ情報を流すだけというような一方通行では，市民のヘルスリテラシーの状況に即した行政サービスは提供できない。特に，地域の行事や催しへの参加がない市民の特性をどう把握していくのか，このような人々の情報も収集できなければ，行政としての取り組みに偏りが出てきてしまう。その意味でも，住民同士の交流を促し，多くの人が地域とかかわりやすくなるようなネットワークづくりが必要となる。

　古賀市では，健康づくりに積極的に関与していく人材を，担当課の枠を超えて養成しているという特色がある。健康教育という用語の意味からしても，「教育」を専門としている教育委員会（学校教育課や生涯学習推進課など）との連携によって果たせる役割も大きいと思われる。地域におけるヘルスリテラシーの向上は，まさに「社会教育」でもある。この点で，すでにこのような連携を図っている古賀市の取り組みは，今後の方向性を示唆しているとも言える。また，教育委員会は学校保健にも関与している立場にあり，今後，学校におけるヘルスリテラシー向上へ向けた健康教育についても，連携を欠かすことができない。

　さらに，ヘルスリテラシーにはアドボカシー（政策提言）やロビー活動などの社会的・政治的活動に参加できる能力も含まれる，という捉え方が広がってきている。社会的・政治的な活動は，人々が社会の中で生きていくために必要な，もっと広い概念で捉えるべきことであり，健康という限られた枠内で考えると混乱を招く可能性もある。しかし，多くの市民が参加する自主的な健康づくり活動が発展し，個人では解決できない環境的影響に関して，みんなで声をあげて政策提言していくことは，非常に重要なことである。今後のヘルスリテラシーの概念の普及とともに，より総合的，俯瞰的な取り組みが地域でも広がっていくことが待ち望まれる。

（吉田直美，江口泰正）

引用・参考文献

1） Maslow AH, A Theory of Human Motivation, Psychological Review 1943;50:370-96
2） Tan et al, Volunteering: A Physical Activity Intervention for Older Adults - The Experience Corps® Program in Baltimore,Journal of Urban Health: Bulletin of the New York Academy of Medicine 2006;83 (5) :954-69
3） Greaves et al, Effects of creative and social activity on the health and well-being of social isolated older people: Outcomes from a multi-method observational study,The Journal of The Royal Society for the Promotion of Health 2006; 126 (3) :134-42
4） 折茂肇監修『骨粗鬆症 検診・保健指導マニュアル第2版』ライフサイエンス出版，2014年

第 9 章

医療機関における ヘルスリテラシーに 着目した取り組み

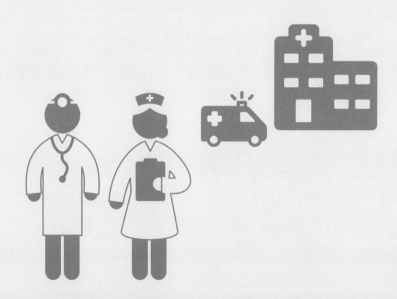

1 ヘルスリテラシーが「不十分」な人の見つけ方と医療スタッフ間での共有の実際

|1| 日本人はヘルスリテラシーが低いのか？

答えは「イエス」と言わざるを得ないであろう。

Nakayamaら[1]は，20歳～64歳の男女を対象に，HLS-EU-Q47日本語版（p.52参照）による調査を行った。それによると，ヘルスリテラシーが「不足」「問題あり」に相当する人の割合は，ヨーロッパではそれぞれ12.4％，35.2％であったのに対し，日本では49.9％，35.5％と多くを占めた（p.16参照）。

また，ヘルスケア領域において，情報の入手，理解，評価，活用の各プロセスにおける行動を，全般にわたって「難しい」と感じている人の割合は，ヨーロッパよりも高い結果となった。

具体的には，処方薬の服用方法を理解することが「難しい」（「とても難しい」および「やや難しい」）と感じている人の割合が，ヨーロッパの6.5％に対し，日本は25.6％と高かった。

この調査結果は，臨床現場で働く医療スタッフの実感とおおよそ一致するのではないだろうか。

|2| ヘルスリテラシーが「不十分」な人の特徴

[①ヘルスリテラシーが「不十分」な人は見た目ではわからず，自ら申し出ることもない]

ヘルスリテラシーが「不十分」な人も，医療者から手渡される説明文書などの印刷物には目を通す。また，医療者からの説明を受けて，「わかりました」と回答する[2]。さらに，海外の調査では，ヘルスリテラシーが「不十分」な人の7～8割が，ヘルスリテラシーが「不十分」であることを医療者に伝えておらず，約6割が家族にもそのことを隠していることが明らかになっている[2]。

そのため現状では，ヘルスリテラシーが「不十分」な人の大部分は，医療者によって認識されていない。そこで，臨床現場で活用できるいくつかの簡易的ヘルスリテラシー評価項目が考案されている。ここでは，臨床現場に導入しやすいものとして，「ヘルスリテラシーが『不十分』な人の3つの特徴」[3]を下記に示した（表9-1）。簡易的ではあるが，ヘルスリテラシーが「不十分」であり，サポートが必要な人の存在に気づく手がかりになる。

表9-1 ◆ ヘルスリテラシーが「不十分」な人の3つの特徴

①予診票や記入用紙に空欄や記入間違いが目立つ。
②説明文書を渡された際，メガネが手元にないことを理由にして，「代わりに読んでもらえますか？」「あとで読んでおくわ」などの言動が見られる。
③自分に処方された薬の【薬の名前，服薬目的，服用タイミング】について説明できない。
※ただし，これらの傾向がなければヘルスリテラシーが「十分だ」ということにはならない。

（文献2，3より抜粋，筆者による補足説明）

[②臨床現場での実情]

　初診時や通院中の患者に対し，他の医療機関から処方された薬の名前や通院中の病名などの情報を確認することは，患者の安全を守るために必要不可欠である。

　その際，表9-1に挙げた3つの特徴の中でも特に③の「自分に処方された薬の名前がわからない」という回答に，医療者は比較的頻繁に遭遇する。医薬品名の代わりに，「血圧を下げる薬でしたか」「バイ菌をやっつける薬や抗生物質という説明はありましたか」など，使用目的で確認しても説明できないことが，どの年齢層・性別でも見られる。

　さらに，高齢者では（認知機能の低下や難聴などがなくても），通院中の病名を理解していない場合も少なくない。

3 目印を付けて，医療スタッフ間で共有

　日本人は，（ヨーロッパと比較して）ヘルスリテラシーが「不十分」な人の割合が多い集団である可能性があること，また「不十分」なヘルスリテラシーが死亡率や医療費などに負のインパクトを及ぼすことが証明されている現状では，体温や血圧などと同じ「バイタルサイン」の1つとして，ルーチーンで患者のヘルスリテラシーを確認すべきだ，と提言する人がいても納得がいく。

　代表的な慢性疾患の1つである「2型糖尿病」患者では，血糖コントロールや合併症の発生率とヘルスリテラシーが関連している[4]という研究結果も報告されており，270万人[5]の糖尿病患者がいるわが国では，軽視できない問題である。そのため，慢性疾患のセルフケアが不十分であると医療者が感じる際には，患者の行動変容ステージだけでなく，ヘルスリテラシーの評価も必要であると言えよう。

　では，どのようにヘルスリテラシーが「不十分」な人を医療スタッフ間で共有して，患者のケアに活かしていけばよいのだろうか．具体的な取り組み事例を以下に紹介しよう．

👍 Good Practice

　筆者は，大学附属病院だけでなく，人口10万人対医師数が全国平均の半分を下回る，医師不足が著しい地域の基幹病院での診療も行っている。このような地域では，限られた医療資源をどう守るかがより重要な課題となっている。

　そのため，ヘルスリテラシーに起因してケアに問題が生じている患者・家族には目印を付けるとともに，そのための対策も同時に明記し，医療スタッフ間で口頭による情報共有を行っている。

　その際，入院や救急外来，複数の診療科に受診しても医療スタッフ全員が把握できるよう，紙ベースでの運用であれば，診療録の表紙に具体的な内容を目立つように色紙に記載して貼付する。

　電子カルテであれば，患者選択後のトップ画面に表示されるインフォメーションボード（患者情報画面）に，「#ヘルスリテラシーの問題（過去に吸入薬で勘違いあり。『定期用』と『発作時用』との区別ができているか，定期的な確認が必要）」など，具体的なサポート方法も合わせて記載する。

2 コミュニケーションを促進させ，ヘルスリテラシーを向上させる5つの方法

　まず前提として，医療者および患者・家族の双方の歩み寄りが必要であることを強調しておく。なぜなら，メッセージが伝わらなかった場合は，どちらか一方に問題があるのではなく，双方に問題があると考える必要があるからである。

　NPO法人ささえあい医療人権センターCOML（以下，COML）の「新・医者にかかる10箇条」にも示されているように，一般の人々（患者・家族だけでなく，すべての市民）は，「いのちの主人公」であり，「自分のからだの責任者」であるため，患者参加の対話型意思決定アプローチ（shared decision making：以下，シェアードディシジョン）で，主体的にかかわっていくことが求められている。

　同時に，医師，看護師，その他の医療スタッフはともに協同してヘルスリテラシーが「不十分」な人の存在に気づき，高い技術を用いたコミュニケーションでサポートする取り組みを行うことが求められている。

　このように，双方がヘルスリテラシーの重要性を正しく理解し，互いにヘルスリテラシー向上への取り組みに参画していく必要がある。そこで，ヘルスリテラシーが「不十分」な人に対するコミュニケーションの改善方法について，米国医師会（AMA）の生涯学習テキスト"Health literacy and patient safety"[2]を中心に，日本の現状に合わせた具体的な方法を紹介していく。

|1| 質問や話し合いができる「場」の整備

　質問しても恥ずかしくない環境をつくること，そして患者・家族から質問することの重要性を伝えることにより，話し合いの「場」を整えることがまず重要となる。

[①質問しても恥ずかしくない環境をつくる]

　臨床現場で，患者・家族が質問できる時間や騒音の少ない場所を確保することは，これまでにも行われてきた。そして，質問しても恥ずかしくない環境をつくることは，ヘルスリテラシーの観点からも極めて重要である（本来，ヘルスリテラシーに関係なく重要だが）。なぜなら，前述の通り海外の調査によれば，ヘルスリテラシーが「不十分」な人の約6割が，それを身内にも秘密にしているからである[2]。

　また，ヘルスリテラシーが「十分」にある集団でも，健康情報についてわからないことが生じた際に，「バカだと思われるのではないか」「医療スタッフに怒られるのではないか」と思い，質問することを躊躇する[2]という。文化的に見てシャイな日本人の場合，この調査よりも多くの人が「質問しづらい」と感じているかもしれない。

　安心して発言できる環境をつくることは，患者中心の医療を提供するための要素の1つであり，コミュニケーション上の離齟を減少させ，患者・家族の解釈モデルや真の受診理由が得られやすくなる。その結果，患者・家族との共通の理解基盤（健康問題に対する理解，病気のマネジメント方針や患者－医療者双方の役割の共有）を見出すことができ，患者－医療者関係の強化につながる[6]。

初診時，定期診察時にかかわらず，筆者は，診療の最後には「他に何か聞きそびれたことや心配なことはありませんか」と聞くようにしている。

👍 Good Practice

　患者・家族からの質問を促す際には，「病院の言葉は，日常では使わない言葉が多くて，一般の方にはわかりにくいですよね」と前振りしてから話を始めたり，あるいは「ヒンケツ（貧血）と聞いて，立ち眩みだと思う人（誤解率67.6％）[7]や，具体的にどういう意味かわからないという方も多いのですが，あなたの場合，どうですか」などと，「他にも知らない人は多い」というメッセージを含ませた前振りがあったりすると，心理的負担が軽減される。
　また，質問を受けた際には，「いい質問ですね」など，建設的なフィードバックを適宜挟むとコミュニケーションがよりスムーズになる。

[②患者・家族から質問することの重要性を伝え，積極的に促す]

　Ask Me 3（p.8参照）を紹介し，積極的に質問を促す。以下に，筆者が行っている「Ask Me 3 キャンペーン」を紹介するので，参考にしていただきたい。

👍 Good Practice

　筆者は，前述の外来で，「Ask Me 3」という質問促進ツール（**図9-1**）を使って，患者・家族からの「3つの質問」を促すキャンペーンを，2014年度から実施している。臨床実習中の医学生には，前述の意義と実施方法を患者・家族に説明するというミッションを与えている。具体的には，医学生が，定期通院患者に次のことを行う。
　①前回受診時に医師と話し合って決めたセルフケアの実践状況を確認，②受診後の生活状況を聴取，そして同時に，③患者自身の病気についての解釈や病気の物語を伺いながら，病気に対する理解を確認する。最後に，④Ask Me 3を患者・家族に紹介する。⑤診察時には医師に同席し，患者・家族がどのように質問するかを確認する，という内容だ。これは，すべての医療系学生の実習に応用できる。

図9-1 ◆ 外来診察室での質問促進ツール

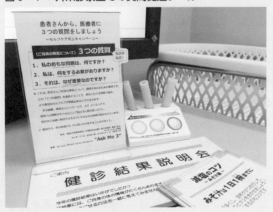
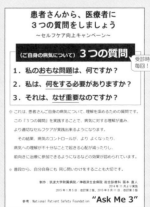

右下の減塩リーフレットも筆者らが作成

第9章　医療機関におけるヘルスリテラシーに着目した取り組み

12 情報の伝え方，情報提供時の配慮

医療者は，話し言葉のみ，つまり「音」による情報だけの伝達に陥りやすい。そこで，伝えたい内容が患者・家族に正確に伝わるようにするために，情報を提供する際に配慮すべき4つの重要なポイントを紹介する。

[①ゆっくりと話す。そして，平易な表現でコミュニケーションをとる]

ここでは，高齢者に対する配慮を中心に紹介するが，もちろん他の年齢層でも有効である。表情や口の動きがわかるよう，相手の目線の高さに合わせ（マスクをなるべく外す），顔を見ながらコミュニケーションをとるのは基本である。

高齢者の聴覚障害の原因で最も多い老人性難聴は，高音域から障害されるため，「低い声」で話すと伝わりやすい（声を大きくするよりも効果的）。加齢により，言語を聞き分ける能力や，会話のペースに合わせる能力が低下しているため，滑舌よくゆっくり話すことが大切である。また，質問する際には「…しますか」と助詞をつけるようにし，「…します（↗）」と語尾を上げるだけの口調をやめると識別しやすくなる。

そして医学用語を用いる際には，「経口（ケイコウ）」は「口から」，「良性（リョウセイ）」は「がんではない」のように，なるべく日常会話の表現に置き換えて話す。置き換えられないものは，医学用語とともに補足説明をするとよい。

[②1回に伝える情報量は制限し，単純明快に話す。そして繰り返す]

単純明快とは，「単純（混じり気がなく）」で「明快（筋道がはっきりしていて）」，そしてわかりやすいこと。英語では，"simple and clear"。決して，省略することではないことに注意。シンプルなメッセージほど，繰り返しやすく記憶に残りやすい。

さらに，複数の医療スタッフによって，説明された内容を確認したり適宜修正・補足説明したりすることで，より確実に伝えることが重要であるため，スタッフ間で共有するとよい。熱心な医療者ほど伝えたいことが多くなりがちだが，1回の情報量を制限し，複数回に分けて説明を積み上げていく方法，いわば「情報の分割払い法」を行った方が，はるかに相手に伝わる。

また，ヘルスリテラシーが「不十分」な人は，3行以上にわたる段落の文章は読み飛ばす傾向がある[8]。したがって，その点に注意して患者向けの説明文書を作成すると，大幅に伝わりやすくなる。

[③病状や検査結果を，簡単な図やキーワードを書きながら説明する]

もし，医師からあなたの父親が「病名は，ヨウブセキチュウカンキョウサクショウです」と説明されたとしたら，正確に聞き取ることができるだろうか。

医療者は，口頭中心の説明に陥りがちである。「音」は，その場からたちまち消えて残らないし，特に日本語は同音異義語が多い。そこで，重要なキーワードや病名だけでも，その場でメモに記載して患者に渡すと，伝わり方が大幅に改善する。

なお，口頭説明だけの場合に比べ，図を加えることで，記憶の定着率は6.5倍（72時間後の調査で）にまで向上する[9]。ここでも，詳細過ぎる図表は情報過多となり，逆効果であることに注意する。よって，図表も必要な情報に絞るようにすること。

表9-2 ◆ 患者が知らないのに，医療者がよく使っている言葉の例

◆ 一般に言葉が知られていないもの（括弧内は認知率）

　　COPD（10.2%），イレウス（12.5%），HbA1c（27.2%），MRSA（33.3%），生検（43.1%）

◆ 一般に広く知られている（認知率60%以上）が，正しく理解されていないもの（括弧内は，認知率と理解率の差）

　　ショック（51.0%），ステロイド（49.7%），潰瘍（23.6%），腫瘍（23.1%），貧血（22.7%），炎症（21.0%）

（文献7より）

　COMLが提唱する「新・医者にかかる10箇条」にあるように，患者本人がメモするなど主体的にかかわることができるようサポートすることが重要であるが，書けない人についてはメモを渡した上で，家族にも必ず見てもらうように指導すると効果的である。

[④非医療者（患者）が知らないのに，医療者がよく使っている言葉を知っておく]

　医療者によって当然のごとく使われている言葉が，一般の人には知られていなかったり，一般の人が理解している意味が，医療者のそれと大きくかけ離れていたりする言葉が多数あることが，『病院の言葉を分かりやすく』[7]で報告されている（表9-2）。特に，造影剤を使う際のリスク説明において，「ショック」についての説明は必要不可欠であるため，すべての医療スタッフがこの事実を知っておくことが重要である。この研究結果は，Webでも公開されている（http://pj.ninjal.ac.jp/byoin/）。

　このような情報の伝え方のトレーニングは，医療系学生時代，少なくとも卒業後の初期の段階で「習慣化」のレベルに到達しておくことが望ましい。

3 理解の確認

[ティーチバック（teach back）法を活用する]

　「わかりましたか」という質問に，たとえ患者が「はい」と頷いたとしても，それは理解を確認したことにはならない。これについては，本章の冒頭で紹介した。

　そこで，理解の確認には「ティーチバック（teach back）」法[2)10)]が，臨床現場で活用されている。これは，医療者から受けた説明内容について，患者自身の言葉で再現してもらう方法である。このプロセスを通して，伝わった内容を確認する。

👍 Good Practice

　「私が説明した内容をご家族にも伝えるとしたら，どのようにお話しされますか」という形で質問すれば，試験を受けているような気分にさせず，患者としても話しやすい。質問に対する患者の回答を聞いて，説明内容が正確に伝わっていないことがわかれば，アプローチの仕方を変えて，再度指導する。

　患者が話すのを聞く際には，患者の語彙力や思考パターンにも注目するとよい。そして，その評価を記録しておけば，次の患者教育時には，さらにその患者に合わせた指導が可能となる。なお，吸入薬の使用など，新しく伝える手技や手順は，患者に実際にやって見せてもらうこと（Show me法）が重要である。

4 「家族」という資源を最大限に活用する

患者の家族は，患者にとって健康に関する信念や健康行動の根源になる存在であり，強力なサポートを提供してくれる[11]。家族のヘルスリテラシーを把握する意味でも，医療者が患者の家族と話をする機会をつくることは有意義である。

[①診察の場に，家族メンバーの同席を積極的に推奨する]

家族とともに病院に来ていても，診察の場に同伴する家族は少ない。海外の複数の研究でも，診察に家族が同席する割合は，およそ3割[11]であった。

> **👍 Good Practice**
>
> 筆者は，積極的に家族メンバーの同席を促している。なぜなら，同伴した家族が，患者の心配事を代弁したり，医療者の説明を覚えておく手助けをしたり，患者の意思決定の支援をすることが研究で明らかにされている[11]からである。
> 家族の同席を提案すると，ほとんどの患者が同意され，家族を連れて診察室に戻ってくるので，待合室にはたいてい家族が待っていることも同時に把握できる。

[②家族の中でよりヘルスリテラシーが高い人の協力を求める]

多くの家族の場合，健康に関することは，最初に「家族内ヘルスエキスパート（家族内で最も健康に詳しい人）」に相談する[11]。日本の調査[12]でも，病気や治療，健康について疑問をもった場合に相談する相手として，約9割の人が「家族」と答えた。

コラム 9-1　子どもからのアプローチによる親に対する行動変容の働きかけ，時に有効

ある日，通院中の患者が，夫を連れて外来に訪れた。「ちょっと先生聞いて下さいよ。この人ったら，私が何度も『禁煙して！』って言っても全然耳を貸さなかったくせに，娘に『タバコ臭いパパ嫌い』って言われたら，途端に禁煙するって言い出したんですよ！」と，ふくれっ面の患者。

子どもの喫煙開始には，親を含む周囲の人の喫煙行動が関連する[13]ことが知られている。ところが，実はその逆もあり，子どもからの働きかけと親のタバコに対する行動変容との関連が報告されている。

筑波大学地域医療教育学講座の調査によると，小中学生への喫煙予防教育を実施し，「家族に今日学んだことを伝えよう」と促した。その1か月後に，父母に直接アンケート調査をしたところ，55.6％の親が子どもから話を聞き，19.0％の親が行動変容を起こした。行動変容の有無は，子どもから話を聞いたかどうかに有意に関連しており，オッズ比は3.3（95％信頼区間 2.4-4.6）であった。具体的には「禁煙した」「本数を減らした」「子どもの前では吸わないようにした」「外食時は禁煙席を選択した」といったものが挙げられた[14]。

子どもは，親を動かす力をしっかりもっていることがわかった。

また，患者自身のヘルスリテラシーを支援・向上させる取り組みも重要であるが，患者個人への介入のみでは困難なケースを，臨床現場ではしばしば経験する。そのため，家族内でヘルスリテラシーの高い人（同居していなくても，息子，娘に電話で相談する患者もいる）を見つけ，家族メンバーを介したサポート手段も重要である。

　患者自身のヘルスリテラシーが十分でなくても，家族の誰かに相談するだけのスキルを患者が有していれば，家族全体のヘルスリテラシーとして考えることもできる。このような手法を用いることで，薬が正しく飲めるようになったケース，セルフケアの改善により病状が安定したケースなどを医療者は経験している。

　なお，子どもを介した家族への禁煙教育効果が，国内の研究で確認されているが（コラム9-1），家族単位でのヘルスリテラシー向上への介入手法については，まだ解明されていない部分も多いことから，今後のさらなる研究が望まれる。

|5| 患者の医療情報が各医療機関で共有されることの重要性を伝える

　医療情報は，的確な病態の把握に必要不可欠な，貴重なリソースであることを認識して，患者自身が常にもっておくように指導することも，ヘルスリテラシー教育の1つである。

> **👍 Good Practice**
>
> 　通常，引越しや高度専門機関などでの治療が必要になるなどの理由で，新たな医療機関に移る際には，患者本人の申し出により，患者の医療情報を共有するための「診療情報提供書」が作成されるため，適切に情報共有が行われる。
> 　しかし，夜間・休日や旅先などで予定外に受診が必要になった際には，かかりつけ医との連携がとれなくなる場合がある。
> 　そのため，普段から情報共有の重要性を説明した上で，具体的には，お薬手帳や検査結果，さらに「通院中の病名」「既往歴」「アレルギー歴」のリストを作成し，常にバッグに入れておくように，特に旅行中はコピーしてそれぞれのバッグに入れておくように指導している。

　しかし，次のような状況では，医療情報が途絶えてしまうことから，病態をあらためて把握するために医療資源が消費されたり，対応の遅れにつながったりする。また，薬剤アレルギー情報が失われることによる事故や，多剤服薬（polypharmacy）のリスクも増加させる。

- 通院先を自己判断で変更し，その旨を申し出ない場合（期待した治療効果が得られなかったなどの理由で）
- 複数の医療機関へ通院しているが，そのことを各医療機関へ申し出ない場合

　国内の調査では[15]，44.5%の患者が1か月以内に複数の医療機関の外来を受診しており，特に65歳〜74歳では52.3%と多い。また，「同一」の病気または症状で，複数受診しているのは，全体で17.7%，65歳〜74歳は21.8%であった。

　次に，「他の医療機関にかかっていることやその内容を，『この病院』の医師に伝え

ていない」が22.8%,「必要なことだけ伝えている」が17.2%であった。「すべての情報を医師に伝えている」患者は49.7%と半数弱であることから,この実態を踏まえて,医療者は情報共有の必要性について普段から患者・家族に説明しておくことが重要である。

3 日本のプライマリ・ケアシステムの確立と国民レベルでのヘルスリテラシー向上へ

　住民の暮らしを支え,地域の健康を守るプライマリ・ケアシステムの充実。そして,考えや価値観を共有しながら,シェアードディシジョン中心の医療への転換と時代は変化している。今後ますます,国民レベルでのヘルスリテラシー向上が求められる。

|1| プライマリ・ケア機能を十分に果たせる保健・医療システムの構築に向けて

　わが国は,高齢者のさらなる急増に代表される医療ニーズの激変に直面し,大きなパラダイムシフトを迎えようとしている。これに呼応した2つの大きな制度改革が始まっている。1つは,全国の病院の再編成,地域ケアシステムの大改革の動き。もう1つは,プライマリ・ケア機能を果たせる専門医の制度化である。

　今後,超高齢社会を迎える日本。高齢者の急増は,1人暮らし世帯,認知症,介護・看取りなど,さらなるニーズの増加をも意味する。2025年頃までに「団塊の世代」が後期高齢者（75歳以上）に達することで,医療費や介護給付費等の社会保障費の急増が懸念される,いわゆる「2025年問題」が控えている。

[①住民参加の地域包括ケアシステム]

　そこで,厚生労働省は,高齢者の尊厳の保持と自立生活の支援を目的に,住み慣れた地域で自分らしい人生を続けられるようにと,地域の包括的な支援・サービス体制（地域包括ケアシステム）の構築を推進すべく,受け皿となる地域の病床や在宅医療・在宅介護を充実させていく方針を打ち出した。

　この改革には,まさに地域のニーズに合わせた体制の構築が必要であり,医療や介護にかかわる専門職だけでなく,住民の声を聞きながら地域全体で構想を練っていく必要がある。この地域医療構想に住民がかかわるためには,同じ土俵で話し合いができるだけの情報が不可欠であり,国民参加のヘルスリテラシー向上が求められているとCOMLの山口理事長は指摘する[16]。

[②日本のプライマリ・ケアシステムの充実と専門医制度]

　日常の健康問題に幅広く対応（諸外国では,よくある病気の8〜9割をカバー）し,家族全員の健康相談にものるなどのプライマリ・ケア機能を十分に果たすことができる保健・医療システムへのニーズは強い。

　厚生労働省は,専門医の質をより担保できる制度として,従来の学会認定制であった専門医制度を,中立的第三者機関による認定制度に切り替えた。そこで,日本専門

医機構が設立され，2017年度よりその制度が動き出す。その際，救急科や小児科などと同じく基本領域専門医の1つとして，「総合診療専門医」が新たに加えられた。これにはどのような意味があるのだろうか。

日本はこれまで領域別専門医の育成に力を入れ，プライマリ・ケア機能を果たせる専門医を計画的に育ててこなかった。また，これまでは，患者がどの領域別専門医の診療でも自由に受けられる状況が維持できていたため，日本のプライマリ・ケアシステムの欠陥は顕在化しにくかった。しかし，高齢化や医療費のさらなる増加によって，このシステムの非効率性があらわになってきている[17]。

以前より諸外国から指摘されてきた問題として次のようなものがあり，2011年に国民皆保険50周年を記念して企画された世界的な医学雑誌『ランセット』の日本特集号でも，同様に指摘された。

「標準的な定義によるプライマリ・ケア医（新専門医制度の総合診療専門医に該当）としての訓練を受けた医師が，現状では極端に不足しているため，プライマリ・ケアレベルで十分対応可能な疾患を第二次，第三次医療施設で対応する事態となっている」[17]

今回の専門医制度改革により，この問題への対応がようやく行われるようになる。

12 国民レベルでのヘルスリテラシーの向上

[①継続的なかかわりがヘルスリテラシー向上のカギ]

他の領域別専門医や他職種と連携する総合診療専門医が増えれば，同じ医療機関において幅広い病気への対応が可能となる。また，家族全体の健康管理も継続的に行うことができる。そして，継続診療により，患者・家族の病歴や健康状態の把握がより的確になる。

さらに，継続的なかかわりは，個々人がもつ考えや価値観を踏まえた対話をもたらし，住民と医療者の相互理解も深まるため，住民の医療に対する信頼度も次第に向上していく。なお，医療への信頼度が高い人は正しい健康情報の入手が豊かとなり，疾病予防や健康づくりに有利に働き，セルフケアの質が向上することも研究で示されている[18]。

[②今こそ，住民参加による国民レベルでのヘルスリテラシー向上へ]

これまでのまとめになるが，個々人のセルフケアの質を決定する重要な因子として，個人のヘルスリテラシーと社会全体の平均的セルフケアレベルがある[18]。セルフケアは，住民の医療参加への第一歩であり，医療体制の改善，医療費削減にも貢献する。

また，総合診療専門医にとって，住民・患者への教育や啓発は専門領域の1つである。そのため，より多くの住民がヘルスプロモーション活動に参加するようになれば，患者・家族のヘルスリテラシーをより確実に向上させることにつながるのではないかと期待されている。

[③最後に，読者へのメッセージ]

今後，大改革が行われる日本の保健・医療システムは，ヘルスリテラシーの観点か

ら考察すると，国民レベルでのヘルスリテラシー向上が期待できるビッグチャンスである。国民参加型意思決定の普及やヘルスリテラシーの底上げには，多くの時間を必要とするだろうが，国民レベルでのヘルスリテラシー向上に，この本の読者とともに協同して取り組んでいきたい。

（阪本直人）

引用・参考文献

1) Nakayama et al., Comprehensive health literacy in Japan is lower than in Europe: a validated Japanese-language assessment of health literacy. BMC Public Health 2015；15:505
2) Weiss, B. D., Health literacy and patient safety: Help patients understand. Manual for Clinicians. 2nd ed. American Medical Association., & AMA Foundation.,2007
3) Barry D. Weiss, MD., Patient Health Literacy For UWMC clinicians, University of Washington Medical Center, 09/2008（https://depts.washington.edu/pfes/PDFs/Patient%20Health%20Literacy.pdf）
4) Kevin Grumbach et al., Association of health literacy with diabetes outcomes., JAMA 2002;288 (4) :475-82.
5) 厚生労働省，平成23年（2011）患者調査の概況，1　推計患者数　（http://www.mhlw.go.jp/toukei/saikin/hw/kanja/11/dl/01.pdf）
6) モイラ・スチュワート著，山本和利訳『患者中心の医療』診断と治療社，2002年
7) 国立国語研究所「病院の言葉」委員会『病院の言葉を分かりやすく―工夫の提案―』勁草書房，2009年
8) Washington, DC, Health literacy online: A guide to writing and designing easy-to-use health Web sites., U.S. Department of Health and Human Services, Office of Disease Prevention and Health Promotion., 2010.
9) ジョン・メディナ著,小野木明恵訳『ブレイン・ルール』日本放送出版協会，2009年
10) Speros, C. I., More than Words: Promoting Health Literacy in Older Adults, The Online Journal of Issues in Nursing 2009;14 (3), Manuscript 5.
11) S.H.マクダニエルほか著，松下明訳『家族志向のプライマリ・ケア』　シュプリンガー・フェアラーク東京，2006年
12) 阪本直人，住民のヘルスリテラシーに関する評価表の開発と実証研究―地域医療崩壊を防ぐために―（研究課題番号：22659129），科学研究費助成事業（科学研究費補助金）研究成果報告書，2013年
13) Brook, J.S., et al., Familial and non-familial smoking: effects on smoking and nicotine dependence. Drug Alcohol Depend 2009;101 (1-2) :62-8.
14) 堤円香，中村明澄，前野貴美，高屋敷明由美，阪本直人，横谷省治，前野哲博，小中学生への喫煙予防教育と父母の行動変容との関連　子供の言葉は親を変えるか，日本プライマリ・ケア連合学会誌 2013;36 (4) :291-6.
15) 厚生労働省，平成14年受療行動調査の概要（確定），2 複数の医療機関受診の状況（外来患者のみ）（www.mhlw.go.jp/toukei/saikin/hw/jyuryo/02/kekka2.html）
16) 山口育子（NPO法人ささえあい医療人権センターCOML理事長），第5回　医療・介護の「2025年問題」をご存知ですか？，日経Gooday 2015（http://gooday.nikkei.co.jp/atcl/column/14/091100014/010500005/）
17) 渋谷健司監修『ランセット』日本特集号「国民皆保険達成から50年」（Japan: Universal Health Care at 50 Yearsの日本語版），（公財）日本国際交流センター，2011年
18) 徳田安春ほか，わが国におけるセルフケアの課題と展望，公衆衛生 2012;76 (2) :92-5

おわりに

　おそらくヘルスリテラシーという言葉を知るずいぶん前から，人に健康や医療に関する情報を伝え，その情報がどのように役立つのかについて，私はとても興味をもっていた。研修医時代の受け持ち患者，大学院時代の健康教育を行った企業の従業員，健診センターでの保健指導の対象者。どのように伝えるべき知識をまとめ，わかりやすく興味を引くように面白く伝えるのか。相手がどんな状態にあると伝わるのか，そのためにはどんな教材がよいのか。そして伝わったか，その人の役に立ったかをどう評価するのか。そんなことをずっと考え，悩みながら医師という仕事を続けてきたと思う。

　当初は，熱意を傾けた割にはうまくいかないことが多かった。「やる気がない」「意識が低い」「病識が足りない」，そんな風に対象者を決めつけたことも一度や二度ではなかった。今思えば，それは「ヘルスリテラシーの壁」だったのかも知れない。
　しかし，多くの健康教育理論を学べば学ぶほど，その奥深さに魅せられ，より健康情報の重要性を認識するようになった。やがて医師だけでなく，保健師や看護師，管理栄養士，運動指導士や理学療法士など運動指導にかかわる専門家，心理の専門家など，医療・健康分野で同じように悩む仲間が数多くいることを知った。
　さらに，病院や職域だけでなく学校，地域，海外などあらゆるフィールドで，また保健・医療の専門家だけでなく，あらゆる職種で健康情報にかかわり，関心をもつべき人がいることを知った。コンビニの商品開発担当者，TVディレクター，新聞記者，ブログを書く個人，夏祭りを企画する労働組合のメンバー，社員寮を建てる不動産デベロッパー，生命保険の営業職，外食産業のアルバイト学生，被災地支援で商店街の活性化を考える設計者，データヘルスを推進する健康保険組合の理事，健康経営を志向する企業経営者，皆この数年で出会った方々で，ヘルスリテラシーに関係していると思える人たちの例である。
　ヘルスプロモーションの考えの下では，すべての人がヘルスリテラシーに関係し得るという事実に今更ながら気づかされた。医学という分野の中では，決してメジャーとは言えない患者教育，健康教育にこれほどまでに興味をもち，試行錯誤を繰り返してきたのは，誰もが健康情報を望み通り自由に得て，使いこなせる状況を夢見ていたからかも知れない。ヘルスリテラシーとは，そんな自分がたどり着いた1つの重要なキーワードなのである。

　悩んでいる間に健康情報を取り巻く環境は大きく変わった。パソコンが普及し，インターネットの存在は当たり前となり，スマートフォン，SNSの時代へ。専門家が一元的に情報を発信するのではなく，誰もが技術的には情報を収集・発信でき，簡単に検証できる時代になった。わからないことを「ググる」ことはあっても，百科事典を眺めることはほとんどなくなった。しかし，洪水のような情報の中から，自分にぴったり合う，役立つ情報を探し出すことはより難しくなっているように感じる。さらに，

その有益な情報を仲間と共有したり広めたりするには人のつながりが重要で，その中で自分の思い込みや染み付いた習慣に打ち勝ち，新たな行動に活かしていくためにヘルスリテラシーは非常に有効であり，重要性を増している。ヘルスリテラシーは，そのような人が健康で幸福になるための重要な基盤の1つであり，本書は，日本で最初の網羅的な成書である。

本書の刊行に当たっては，多くの方との出会いが必須であった。ヘルスリテラシーの用語を定義されたNutbeam氏との出会いは1995年に遡る。当時大学院生であった私にとって最初の国際学会となったIUHPEは，同年幕張で開催された。すでに世界的なヘルスプロモーションの研究者であった同氏に，幸運なことに筆者企画のカラオケパーティに出席いただいた。その出会いが，まさか20年後の書籍執筆や日本での教育講演の座長につながるとは夢にも思っていなかったが，その後長年にわたり多くの指導を受けることとなった。

ヘルスリテラシーという概念に注目し始めた2010年，折しもIUHPEがジュネーヴで開催されてNutbeam氏と再会することができ，本書の執筆でも引用したサウサンプトン大学への訪問につなげることができた。この学会では，阪本直人氏がすでにヘルスリテラシーに注目しており，自分と同じく総合診療医である同氏とのジュネーヴでの出会いはまさに知己を得た感覚であった。

2011年から2013年にかけては，本書の準備・構想期間とも言うべき時期で，中山和弘氏，杉森裕樹氏，石川ひろの氏に，関連するさんぽ会や日本産業衛生学会健康教育・ヘルスプロモーション研究会でご講演いただき，基本的な概念，測定方法，職域で活かすための戦略について学び，さらに予備的な調査から実際の活かし方について議論を繰り返してきた。産業保健活動の同志とも言える，保健師の田澤美香代氏，坂本侑香氏，伊藤佳奈美氏とは，調査結果の解釈や具体的な教育手法について随分とともに頭を悩ませ，議論を行った。

さらに，この数年の間に行った多くの講演や研究会でヘルスリテラシーを積極的に取り上げ，企業，健康保険組合，医療機関，健診機関，保健指導機関などで徐々にムーブメントの高まりを感じることができた。

この集大成が2013年，健康開発科学研究会フォーラムの企画となり，中山和弘氏を基調講演に，杉森裕樹氏，石川ひろの氏と私がパネリストとなり，本書のもう1人の編者江口泰正氏が指定発言を行った。さらに健康教育・ヘルスプロモーション研究会に参加して下さった大修館書店の笠倉典和氏と江口泰正氏との出会いが，この書籍の企画を推進することとなった。このように学会や研究会の場を含めた，多くの先生方との出会いが，本書の刊行には不可欠であった。

Nutbeam氏は「ヘルスリテラシーは活用される文脈に特異的なもの」としており，私もヘルスリテラシーが語られる際に，その国や場の背景が非常に重要と感じている。編者や執筆者がどのような経緯で集い，本書の企画を進めてきたかをここに記載して

おくことは意味があると考える。

　国際ヘルスリテラシー学会や，IUHPE，さらにその地域学会となるAPHPE（アジア・パシフィックヘルスプロモーション健康教育学会）でも多くの海外の研究者との出会いがあった。APHPEは2009年，武藤孝司学会長（獨協医科大学教授，当時）のもと，思い出の地幕張で開催され，Osborne氏など多くのヘルスリテラシーの専門家が参加された。武藤孝司氏は，大学院時代，健康教育・ヘルスプロモーションへの道を示してくれた恩師である。こう考えると国際学会でも人の不思議な縁を感じる場面が多く，IUHPEやAPHPE，国際ヘルスリテラシー学会などが，この分野に興味をもつ人の国際的な可能性を高めてくれると感じている。

　本書は，ヘルスリテラシーの概念や歴史，理論的背景，測定尺度，健康教育等の関連概念の解説だけでなく，学校，職域，地域，病院など，実際に健康教育やヘルスプロモーションが行われる現場での活用を志向して，企画した。現実的には，似たような目的や手法を含む健康教育，ヘルスプロモーション活動が行われていたとしても，まだヘルスリテラシーという概念に基づく介入や評価が浸透していない現場は多い。しかし，人が健康で幸福になるための生涯を通じたヘルスリテラシーの向上に寄与したいという願いから，完璧でなくとも現在の到達状況を感じていただく必要性があると考えた。

　本書が，ヘルスリテラシーに関心をもつ，あらゆる研究者や実践家を含む職種の方，学生の皆様の役に立つことを切に願う。

　最後に，出版に辿りつけたことをすべての関係者の皆様に御礼申し上げたい。若輩である私に編集を許して下さった本書の全執筆者の先生方，共同編集者の江口泰正氏，さらに健康教育・ヘルスプロモーション研究会世話人の田澤美香代氏，坂本侑香氏，伊藤佳奈美氏，楠本真理氏，さんぽ会の半井英夫氏，高倉孝生氏，金森悟氏，高家望氏はじめ役員・会員の皆様，お世話になった企業・健康保険組合の皆様，大学院生の北島文子氏，執筆に多大なる支援をいただいた友人・家族，そして最後の最後まで諦めずにお付き合いいただいた大修館書店の笠倉典和氏に感謝を申し上げたい。

2016年4月
執筆者を代表して　福田　洋

さくいん

ア行

- アレルギー歴 ……………………… 149
- アウトカムモデル ………………… 11
- あおり・人気づくり ………………… 73
- アクティブ・ラーニング ……………… 94
- アスクミー3 ……………………… 8
- 新しい公衆衛生 …………………… 10
- アドボカシー ……………………… 119
- 歩み寄り …………………………… 144
- アンブレラターム …………………… 6
- 医学記事 …………………………… 73
- 医学研究 …………………………… 73
- 生きがい ……………………… 60, 67, 132
- 生きる目的 ………………………… 64
- 意思決定 ………………………… 2, 15
- いのちの主人公 …………………… 144
- 医療資源 ……………………… 143, 149
- インターセクトラルアプローチ …… 19
- インフォームドディシジョン
  メイキング …………………… 27
- インフォメーションボード ……… 143
- 受け取る側 ………………………… 59
- エビデンス ………………………… 62
- エンパワーメント …………………… 3
- 応用力 ……………………………… 64
- お薬手帳 …………………………… 149
- オタワ憲章 ……………………… 10, 24
- 音素・表記一致性 ………………… 36

カ行

- カーディフ妊孕性知識尺度 ……… 35
- 解決法 ……………………………… 63
- 解釈 ………………………………… 36
- 解釈モデル ………………………… 144
- 改善研究 …………………………… 80
- 外発的動機づけ …………………… 68
- 科学コミュニケーション …………… 4
- 科学的根拠 ………………………… 73
- 科学的リテラシー ………………… 13
- 科学の不確実性 …………………… 14
- 学際的研究 ………………………… 83
- 学習意欲 …………………………… 65
- 学習支援型 ………………………… 65
- 学習指導要領 ……………………… 92
- 学年レベル ………………………… 77
- 書く能力 …………………………… 2
- 家族内ヘルスエキスパート ……… 148
- 活用 ………………………………… 2
- 価値観 ……………………………… 67
- カットオフ値 ……………………… 45
- 合併症 ……………………………… 143
- カフェ型ヘルスコミュニケーション ……………………………… 20
- 患医ねっと ………………………… 20
- 看護基礎教育 ……………………… 98
- 看護業務基準 ……………………… 98
- 看護者の倫理綱領 ………………… 98
- 患者－医療者関係 ………………… 144
- 患者教育 …………………………… 147
- 患者参加 …………………………… 144
- 患者中心の医療 …………………… 144
- 感情 ………………………………… 69
- 感度・特異度 ……………………… 45
- キー・コンピテンシー …………… 89
- キーパーソン ……………………… 115
- 既往歴 ……………………………… 149
- 記憶の定着率 ……………………… 146
- 基準値 ……………………………… 66
- 基礎力 ……………………………… 89
- 機能的ヘルスリテラシー … 6, 11, 75
- 機能的リテラシー ……………… 3, 25
- 基本的リテラシー ………………… 3
- 基本領域専門医 …………………… 151
- 教育による補完 …………………… 74
- 共感 ………………………………… 61
- 共助 ………………………………… 133
- 共有 ………………………………… 143
- 玉石混淆 …………………………… 72
- 薬の名前 …………………………… 143
- クリティカルシンキング ………… 72
- 経営陣 ……………………………… 115
- 経験知 ………………………… 63, 107
- 継続診療 …………………………… 151
- 系統化 ……………………………… 63
- 系統学習 …………………………… 63
- 結果利用 …………………………… 122
- 結果理解 …………………………… 122
- 血糖コントロール ………………… 143
- 原因の原因 ………………………… 10
- 健康アウトカム …………………… 10
- 健康意識 …………………………… 133
- 健康格差 ……………………… 13, 134
- 健康学習プロジェクト …………… 137
- 健康管理 …………………………… 111
- 健康管理能力 ……………………… 116
- 健康経営 ……………………… 113, 119
- 健康情報サービス ………………… 76
- 健康情報の批判的思考尺度 ……… 96
- 健康情報評価カード ……………… 95
- 健康情報リテラシー ……………… 94
- 健康審美眼 ………………………… 59
- 健康づくり推進員 ………………… 131
- 健康と疾病の関係 ………………… 60
- 健康の決定要因 …………………… 10
- 健康の社会格差 …………………… 24
- 健康の社会的決定要因 ………… 13, 20
- 健康リスク ………………………… 100
- 健康を規定する場 ………………… 111
- 健康を決める力 …………………… 15
- 言語的側面 ………………………… 83
- 健診関連行動 ……………………… 122
- コア概念 …………………………… 6
- 語彙の置き換え …………………… 81
- 語彙の難しさ ……………………… 77
- 語彙研究 …………………………… 78
- 語彙力 ……………………………… 147
- 効果の定量化 ……………………… 73
- 公式 ………………………………… 77
- 公衆衛生分野 ……………………… 24
- 行動 ………………………………… 64
- 口頭説明 …………………………… 146
- 行動選択 …………………………… 9
- 行動変容 …………………………… 9
- 行動変容ステージ ………………… 143
- 行動目標 …………………………… 100
- 構文の複雑さ ……………………… 77
- 公平 ……………………………… 6, 10
- 国際ヘルスリテラシー学会 ……… 120
- 国際成人力調査 …………………… 2
- 国民参加型意思決定 ……………… 152
- 国民成人リテラシー調査 ………… 25
- コスト ……………………………… 73
- 語の長さ …………………………… 77
- コミュニケーションギャップ …… 74
- コンプライアンス ………………… 6

サ行

- サイエンスコミュニケーション ……………………………… 74
- 作業環境管理 ……………………… 111
- 作業管理 …………………………… 111
- 差別 ………………………………… 8
- 3管理 ……………………………… 111
- 産業医 ……………………………… 122
- 産業医学 …………………………… 110
- 産業保健スタッフ ………………… 113
- さんぽ会 ……………………… 110, 114
- シェアードディシジョン … 144, 150
- 識字 ………………………………… 2
- 資源 ………………………………… 6

156

思考パターン	147
思考力	89
自己効力感	48
自己実現	60
自己評価	48
自己報告式の評価	45
資産	116, 119
資産モデル	28
資質・能力	88
システム1	68
システム2	69
実践力	89
実体験	63
質の評価	72
疾病予防	5
質問	144
指導型	65
自分のからだの責任者	144
自分のからだを知ろう	14
市民リテラシー	14
市民力	131
社会学習論	9
社会教育	139
社会経済的環境	10
社会的アイデンティティ	14
社会的アウトカム	10
社会的勾配	17
社会の責任	4, 26
ジャカルタ宣言	10
若年糖尿病患者	117
習慣化	67
集団の利益	13
集団レベルでの評価	45
重要な他者	9
受診理由	144
手段	60, 67
障害調整生命年（DALY）	16
状況特異的	32
情報の蓄積	63
情報の適正化	75
情報の分割払い法	146
情報への働きかけ	75
情報モラル	93
情報リテラシー	3, 72
情報化時代	2
情報過多	146
情報活用能力	72
情報共有	143
情報教育	93
情報源	73
情報提供型	119
情報伝達	76
情報量	146
使用目的	143
職域ヘルスプロモーション	113, 116, 122, 126
食育	136
職業病	110
職場の健康格差	113
ショック	147
処方薬	142
自立	61
新・医者にかかる10箇条	144, 147
新規性	73
人生観	67
人生の質	60
審美眼	59
信頼性	73
心理的負担	145
診療録	143
数量情報	27
スキルの客観的評価	45
スクリーニング	45, 118
スタンダードプリコーション	8
スティグマ	97
スリーアールズ	2
生活経験	100
生活スキル	100
生活習慣改善	100
生活習慣分析	100
正常値	66
精神疾患	97
世代間の交流	132
積極的な社会参加	15
セルフエフィカシー	48
セルフケアの質	151
セルフモニタリング	106
全国健康教育基準	19, 90
剪定能力	59
専門知識	74
ソーシャルキャピタル	15, 133
ソーシャルサポート	106
ソーシャルマーケティング	9
総合診療専門医	151
相互作用的ヘルスリテラシー	12
相互作用的リテラシー	3
創造力	64

タ 行

体系化	63
体験	133
代替性	73
対話型意思決定アプローチ	144
多剤服薬	149
縦割り	134
多様性（ダイバーシティ）	14
地域・職域の連携	138
地域の活性化	133
地域の健康的環境	130
地域包括ケアシステム	150
中央教育審議会	92
チュウ太の道具箱	79
注目度	58
直感	62
沈黙の文化	3
通院中の病名	143, 149
ティーチバック	7, 147
提供する側	59
出前講座	132, 137
電子カルテ	143
伝達手段	76
伝達的リテラシー	3
伝達内容	76
伝達様式	76
トータル・ヘルスプロモーション・プラン	112
同音異義語	146
統合医学用語システム	78
統合モデル	30, 44
統合力	62
動機づけ	67
特定健診・保健指導	112
図書館情報学	72

ナ 行

内発的動機づけ	68
内容知	63, 107
7か月っ子広場	135
ナラティブ	62
2次元的分類	69
21世紀型能力	89
2025年問題	150
日常生活動作	135
日本語テキストの難易度を測る	79
日本語文章難易度判別システム	79
日本語リーダビリティ測定ツール	79
日本専門医機構	150
入手	2
ニュメラシー	2
妊孕性	35
寝たきり	135
望ましい健康行動	66

ハ 行

ハードル	118
背景説明	73
バイタルサイン	143

ハイリスクアプローチ ……………… 118	保健教育 …………………………… 92	利用可能性 ………………………… 73
話し合いの「場」 ………………… 144	ポピュレーションアプローチ …… 118	臨床現場 …………………………… 24
話し言葉 …………………………… 146		連携 ………………………………… 139
パフォーマンス指標 ……………… 90	**マ 行**	労働安全衛生法 …………………… 111
パブリックヘルスリテラシー …… 14		労働組合 …………………… 115, 123
パラダイムシフト ………………… 150	マッピング ………………………… 78	
汎用的能力 ………………………… 89	マネジメント方針 ………………… 144	**A to Z**
人への働きかけ …………………… 74	3つの質問 ………………………… 145	
批判的意識化 ……………………… 3	3つの特徴 ………………………… 142	Ask Me 3 …………………… 8, 145
批判的ヘルスリテラシー ………… 12	3つのレベル ……………………… 27	CCHL尺度 ………………… 50, 121
批判的リテラシー ………………… 3	見やすさ …………………………… 76	CFKS ……………………………… 35
病院の言葉プロジェクト ………… 80	みんくるカフェ …………………… 20	CHV Initiative …………………… 78
病院の言葉を分かりやすく	目印 ………………………………… 143	CHV用語集 ……………………… 78
……………………………… 80, 147	メディアドクター研究会 ………… 73	COML ……………………… 144, 147
評価 ………………………………… 2	メディアリテラシー ……… 14, 59, 72	CSR ………………………………… 113
病気の物語 ………………………… 145	メンタルヘルスリテラシー ……… 97	DAHL ……………………………… 45
標準予防策 ………………………… 8	目標設定 …………………………… 122	DISCERN ………………………… 73
病態の把握 ………………………… 149	目標の健康状態 …………………… 66	eHEALS …………………………… 52
福岡県古賀市 ……………………… 130	モチベーション ……………… 64, 67	eヘルスリテラシー ………… 15, 52
複雑性 ……………………………… 75	問題解決 …………………………… 4	FCCHL尺度 ……………………… 48
服用方法 …………………………… 142	問題解決学習 ……………………… 63	HLQ ………………………………… 31
負のインパクト …………………… 143		HLS-14 …………………………… 51
プライマリ・ケア ………………… 150	**ヤ・ラ・ワ行**	HLS-EU …………………… 16, 30
プライマリヘルスケア宣言 ……… 24		HLS-EU-Q47 …………… 16, 30
プランドビヘイビア理論 ………… 9	薬剤アレルギー情報 ……………… 149	HLS-EU-Q47日本語版
文化的リテラシー ………………… 14	役割の共有 ………………………… 144	………………………… 16, 52, 142
文書 ………………………………… 75	野菜もりもり応援店 ……………… 138	ICOH ……………………………… 111
文の長さ …………………………… 77	豊かな人生 …………………… 64, 67	ILO ………………………………… 111
文脈 ………………………………… 54	横の連携 …………………………… 134	ITを活用した問題解決能力 ……… 2
弊害 ………………………………… 73	欲求階層 …………………… 68, 132	JFHLT ……………………………… 46
ヘッドラインの適切性 …………… 73	4つの能力 ………………………… 5	Just Health Action …………… 13
ヘルシーカンパニー ……………… 113	読み書きそろばん ………………… 2	Lipkus-j …………………………… 46
ヘルスケア ………………………… 5	読みやすさ ………………………… 76	Medline Plus …………………… 19
ヘルスコミュニケーション ……… 18	読む能力 …………………………… 2	NALS ……………………………… 25
ヘルス・ステーション …………… 133	ライフステージ …………………… 135	New public health ……………… 10
ヘルスニュメラシー ………… 27, 46	ラロンドレポート ………………… 24	NVS-J ……………………………… 46
ヘルスビリーフモデル …………… 9	ランセット ………………………… 151	OHS ………………………………… 111
ヘルスフレームワーク …………… 91	リーダビリティ …………………… 76	Opehelia …………………………… 31
ヘルスプロモーション …………… 5	リーダビリティフォーミュラ …… 77	QOL ………………………………… 60
ヘルスプロモーション用語集	理解 ………………………………… 2	REALM …………………… 25, 44
……………………………… 5, 116	理解基盤 …………………………… 144	Show me法 ……………………… 147
ヘルスリテラシー・スクリー	理解度テスト ……………………… 77	teach back ………………… 7, 147
ニング項目 ……………………… 48	理解のしやすさ …………………… 76	THP ………………………………… 112
ヘルスリテラシーのある医療者	リスク ……………………………… 6	TOFHLA …………………… 26, 44
……………………………………… 6	リスクファクター ………………… 116	UMLS ……………………………… 78
ヘルスリテラシーの定義 ………… 4	リスクモデル ……………………… 28	WHOの定義 ……………………… 60
ヘルスリテラシー問題 …………… 74	理想の健康状態 …………………… 66	WHP ……………………………… 111
包括的な視点 ……………………… 67	リテラシー ………………………… 2	
方法知 ……………………… 63, 107	領域別専門医 ……………………… 151	

編著者紹介（[ ]内は執筆担当章）
福田 洋（ふくだ ひろし）
順天堂大学医学部総合診療科准教授

博士（医学），産業衛生専門医，労働衛生コンサルタント，人間ドック健診指導医，日本プライマリ・ケア連合学会認定指導医，公衆衛生専門家，認定病院総合診療医
1993年山形大学医学部卒業，1999年順天堂大学大学院医学研究科（公衆衛生学）修了。1999年順天堂大学医学部総合診療科助手，2004年同講師を経て，2007年より現職。
2008年日本産業衛生学会奨励賞，2011年日本健康教育学会奨励賞，2011年ミシガン大学公衆衛生大学院疫学セミナー修了。
日本産業衛生学会代議員，健康教育・ヘルスプロモーション研究会代表世話人，日本健康教育学会常任理事・国際交流委員会委員長，日本ヘルスプロモーション学会常任理事，International Union for Health Promotion and Education（IUHPE）正会員・NPWP事務局長。
多職種産業保健スタッフの研究会さんぽ会の会長を務め，働きざかり世代に有効で感謝される予防医療の確立を目指している。
[第7章]

江口 泰正（えぐち やすまさ）
産業医科大学産業保健学部人間情報科学准教授

博士（医学），教育学修士，日本体力医学会認定 健康科学アドバイザー
1984年福岡教育大学教育学部卒業，1986年福岡教育大学大学院修士課程教育学研究科修了。1986年～1991年（社）産業健康振興協会 研究員，秋田赤十字病院 健康増進センター 研究員（兼任）等，職域および地域における健康づくり活動創生期の基盤整備に従事，1991年宗像水光会総合病院健康科学研究室 主任（2000年から室長）。
2008年産業医科大学産業生態科学研究所健康開発科学研究室助教，2014年より現職。
日本産業衛生学会代議員，健康教育・ヘルスプロモーション研究会世話人，日本健康教育学会評議員学術委員。
関連分野は多岐にわたっており，1分野のスペシャリストというより様々な分野の融合的展開を得意としている。現場での実践経験が長かったこともあって，学術的な実績は十分とは言えないが，新たな視点や切り口からの発想やバランス感覚を重視した健康づくりに関する研究および支援法の確立を試みている。
[第4章，第8章]

著者紹介（執筆担当章順，[ ]内は執筆担当章）

中山 和弘	（なかやま かずひろ）	聖路加国際大学大学院看護学研究科　教授 [第1章]
杉森 裕樹	（すぎもり ひろき）	大東文化大学スポーツ・健康科学部　教授 [第2章]
岡本 雅子	（おかもと まさこ）	東京大学大学院農学生命科学研究科　特任准教授 [第2章]
須賀 万智	（すか まち）	東京慈恵会医科大学医学部　准教授 [第2章]
前田 恵理	（まえだ えり）	秋田大学大学院医学系研究科　助教 [第2章]
石川 ひろの	（いしかわ ひろの）	東京大学大学院医学系研究科　准教授 [第3章]
酒井 由紀子	（さかい ゆきこ）	慶應義塾大学文学部　准教授 [第5章]
渡邉 正樹	（わたなべ まさき）	東京学芸大学教育学部　教授 [第6章]
山本 浩二	（やまもと こうじ）	文教大学教育学部　准教授 [第6章]
中谷 淳子	（なかたに じゅんこ）	産業医科大学産業保健学部　教授 [第6章]
吉田 直美	（よしだ なおみ）	古賀市予防健診課　保健師 [第8章]
阪本 直人	（さかもと なおと）	筑波大学医学医療系　講師 [第9章]

（所属は執筆時）

ヘルスリテラシー
──健康教育の新しいキーワード
ⓒ FUKUDA Hiroshi & EGUCHI Yasumasa, 2016　　　NDC498／viii, 159p／26cm

初版第1刷──2016年 6 月20日
第5刷──2023年 9 月 1 日

編著者────福田洋・江口泰正
　　　　　　ふくだひろし　えぐちやすまさ
発行者────鈴木一行
発行所────株式会社　大修館書店
　　　　　　〒113-8541　東京都文京区湯島2-1-1
　　　　　　電話 03-3868-2651（販売部）　03-3868-2297（編集部）
　　　　　　振替 00190-7-40504
　　　　　　［出版情報］https://www.taishukan.co.jp/

装丁者────CCK
本文デザイン─CCK
印刷所────広研印刷
製本所────牧製本印刷

ISBN978-4-469-26795-2　　Printed in Japan
Ⓡ本書のコピー，スキャン，デジタル化等の無断複製は著作権法上での例外を除き禁じられています。本書を代行業者等の第三者に依頼してスキャンやデジタル化することは，たとえ個人や家庭内での利用であっても著作権法上認められておりません。